Terminologia:
glossários compiladosna área da saúde

Saúde mental e saúde da mulher e do feto

Copyright© Tacet Books, 2024
Todos os direitos reservados.

ORGANIZAÇÃO
Cátia Santana, Denise Delegá-Lucio e Patrícia Gimenez Camargo

TRADUÇÃO E GLOSSÁRIOS
Alessandra Lopes Moreira Manarin, Catalina Estrada, Claudia Doppler,
Josiane Gonzalez da Silva Chaves, Marcelo Porto, Mônica Silva Carneiro, Raquel Rodrigues Peres, Sátia Marini e Susana Carrilho

COORDENAÇÃO EDITORIAL
Horacio Corral

CAPA E PROJETO GRÁFICO
Mayra Falcini

```
Dados Internacionais de Catalogação na Publicação (CIP)
       (Câmara Brasileira do Livro, SP, Brasil)

    Terminologia : glossários compilados na área da
       saúde : saúde mental e saúde da mulher e do
       feto / organização Cátia Santana, Denise
       Delegá-Lucio, Patrícia Gimenez Camargo ;
       coordenação Horacio Corral. -- 1. ed. --
       São Paulo : Tacet Books : Tradusa, 2024.

       Vários colaboradores.
       ISBN 978-65-89575-82-5

       1. Glossários, vocabulários etc. 2. Saúde
    da mulher 3. Saúde mental 4. Terminologia
    I. Santana, Cátia. II. Delegá-Lucio, Denise.
    III. Camargo, Patrícia Gimenez. IV. Corral,
    Horacio.

4-223755                                      CDD-610.3

            Índices para catálogo sistemático:

    1. Glossários : Termos técnicos e procedimentos :
          Área da saúde    610.3

    Aline Graziele Benitez - Bibliotecária - CRB-1/3129
```

SUMÁRIO

Introdução   5

Capítulo 1   Terminologia e Linguística de Corpus   9

Capítulo 2   Saúde mental
- 2.1. Esquizofrenia   15
- 2.2. Doença de Parkinson   27
- 2.3. Transtorno de estresse agudo   39
- 2.4. Transtorno de personalidade   51

Capítulo 3   Saúde da mulher e do feto
- 3.1. Contracepção feminina   67
- 3.2. Endometriose   75
- 3.3. Fertilização in vitro   85
- 3.4. Genética - Câncer de mama e ovário   97
- 3.5. Hematologia - Eritoblastose Fetal   109

Os tradutores   121

Índice Remissivo   125

INTRODUÇÃO

Este material é fruto da gratidão do TRADUSA Encontro, Cursos e Oficinas a todos que contribuíram para o desenvolvimento e aprimoramento do nosso curso ao longo dos anos. Sem o comprometimento, entusiasmo e feedback valioso de vocês, não estaríamos onde estamos hoje.

As perguntas, sugestões e participação ativa em aulas e atividades foram fundamentais para moldar o conteúdo do curso e torná-lo mais relevante e impactante. O TRADUSA, como empresa promotora do Curso Livre de Tradução e do Curso Avançado de Tradução da área da saúde, sempre esteve atento à incorporação de novas metodologias e, consequentemente, dos desenvolvimentos tecnológicos que acompanham a área da tradução.

Ao longo do tempo, trabalhamos juntos na evolução do curso explorando novos temas e adaptando-se às mudanças no campo. A contribuição de vocês impulsionou de maneira significativa o crescimento profissional, nos preparando para enfrentar os desafios atuais de nossa área.

Dentre todas as disciplinas do curso, a terminologia na área da saúde desempenha um papel crucial na comunicação precisa e eficaz entre profissionais de saúde, pesquisadores, educadores e pacientes.

A construção de glossários é parte integrante da disciplina de Terminologia para a área da saúde. Durante a disciplina, estudantes são desafiados a escolherem temas, que englobam um vasto conjunto de termos e conceitos usados para descrever doenças, sintomas, tratamentos, procedimentos médicos, anatomia, fisiologia, entre outros aspectos essenciais da prática clínica, para o desenvolvimento de glossários a partir dos pressupostos da linguística de corpus. Neste material, apresentamos glossários produzidos por estudantes de diversas turmas do curso livre de tradução na área da saúde do TRADUSA.

A precisão na utilização da terminologia é fundamental para evitar mal-entendidos e erros na comunicação entre profissionais de saúde. Termos mal definidos ou ambíguos podem levar a diagnósticos errôneos, escolhas de tratamento inadequadas e, consequentemente, impactar negativamente a qualidade do cuidado ao paciente (MENDES et al., 2015). Dessa forma, o desenvolvimento e uso adequado de glossários na tradução da área da saúde demonstra o compromisso ético e profissional com o campo da tradução.

Elaborar e compilar glossários apresenta o benefício da padronização terminológica, sem deixar de lado os desafios significativos do uso da terminologia em saúde. A adaptação de terminologias globais para contextos locais pode ser complexa devido a diferenças linguísticas, culturais e conceituais entre regiões (LOPES, 2017). Para minimizar tal desafio, acreditamos que os glossários produzidos pelos tradutores a partir de corpus são uma solução eficaz e representativa da língua em uso.

Ao acreditarmos que a terminologia na área da saúde desempenha um papel fundamental na comunicação em saúde, apresentamos os glossários do primeiro volume.

No capítulo 2, apresentamos os glossários em saúde mental:

2.1 Esquizofrenia, de autoria de Susana Carrilho.

2.2 Doença de Parkinson, de autoria de Alessandra Lopes Moreira Manarin.

2.3 Transtorno de estresse agudo, de autoria de Sátia Marini.

2.4 Transtorno de personalidade, de autoria de Claudia Doppler.

Os glossários publicados no capítulo 3 versam sobre a saúde da mulher e do feto:

3.1 Contracepção feminina, de autoria de Marcelo Porto.

3.2 Endometriose, de autoria de Mônica Silva Carneiro.

3.3 Fertilização in vitro, de autoria de Catalina Estrada

3.4 Genética - Câncer de mama e ovário, de autoria de Raquel Rodrigues Peres.

3.5 Hematologia - Eritoblastose Fetal, de autoria de Josiane Gonzalez da Silva Chaves.

Os glossários acima apresentados não são simples listas de palavras, são guias que conectam as subáreas da saúde e a tradução. Assim, enquanto fechamos este capítulo, convido cada um de vocês a explorar os glossários deste livro, nos quais as palavras não apenas definem, mas também revelam e transformam a nossa jornada tradutória.

REFERÊNCIAS BIBLIOGRÁFICAS

Mendes, I. A. C., Ventura, C. A. A., Trevizan, M. A., & Silva, M. C. (2015). Comunicação entre profissionais de saúde e pacientes em unidades de internação: fatores intervenientes. Revista da Escola de Enfermagem da USP, 49(5), 825-832.

Lopes, E. (2017). Desafios na tradução e adaptação de instrumentos de avaliação da qualidade de vida. Revista Brasileira de Medicina do Trabalho, 15(2), 221-235.

CAPÍTULO 1

Terminologia e Linguística de Corpus:
a produção de glossários da presente obra

Denise Delegá-Lucio

Atualmente, com a ampla popularização dos computadores pessoais e o acelerado desenvolvimento tecnológico, muitas áreas das ciências humanas passaram a utilizar e beneficiar-se desse avanço. Na Tradução, Linguística Aplicada e estudos terminológicos não é diferente; desse modo, há hoje uma gama enorme de ferramentas computacionais e recursos tecnológicos que facilitam o trabalho do tradutor e contribuem com a pesquisa nessas áreas. Hoje, podemos, por exemplo, produzir glossários com maior rapidez e utilizando grandes quantidades de textos da área pretendida na análise, o que permite maior acuidade na seleção de termos e foi justamente desse modo que os glossários apresentados neste livro foram concebidos. Contudo, estas são áreas cuja existência data de tempos antigos e que têm um longo e complexo arcabouço teórico. Neste capítulo pretendemos apresentar um pouco dessa história e a relação entre elas nos dias atuais, começando pela Terminologia.

O trabalho terminológico, o uso de listas de termos, já é praticado desde a antiguidade. Segundo Barros, 2004, p. 29 "a existência de dicionários temáticos já é atestada desde 2600 a.C., feito pelos sumérios em forma de tijolos de argila". Obras de referência voltadas a um domínio específico e de caráter multilíngue, com destaque para a área médica começam a aparecer no primeiro século da era cristã na Grécia, quando o gramático Herodianus e o médico Heródoto elaboravam glossários para explicar termos médicos que eram utilizados na descrição do corpo humano (BARROS, 2004, p. 29). Também se utilizavam listas de termos em diversas línguas para comercializar durante a época do sistema feudal, pois comerciantes de diferentes burgos necessitavam conhecer os nomes dos variados produtos e moedas circulantes. O que não existia até então, era uma ciência que propusesse e determinasse princípios e regras na realização desse processo. A Terminologia, como uma ciência, começa a surgir a partir do Renascimento relacionada à área da linguística. Posteriormente, no século 18, essa relação com a linguística se fortalece. Teixeira (2010, p. 7) explica que:

> Trabalhos, como o do naturalista Karl Von Linné (1707-1778), que propôs um sistema universal de nomenclatura binomial, acabaram por consolidar o caráter linguístico e normatizador das designações de um domínio – o sistema de Lineu aparelhou a botânica e a zoologia de regras rígidas de criação de nomes científicos para espécies de flora e fauna mundialmente, sinalizando a necessidade de planificar a comunicação científica.

Em diversas áreas ao longo da Idade Moderna e Contemporânea começaram a surgir determinações e regras de normatização terminológica. Além disso, devido à sua proximidade com a Linguística, a Terminologia recebeu influência das escolas clássicas de Viena, Praga e Russa. A Escola de Viena elaborou a chamada Teoria Geral da Terminologia e postula que para elidir ambiguidades cada conceito deve corresponder a um único termo, variações não são admitidas, sobrepondo a dimensão especializada de um termo à sua face linguística. É uma teoria que se fundamenta no princípio da dissociação entre pensamento e linguagem (KRIEGER; FINATTO, 2004, P. 33). Essa dissociação faz com que se pense a língua separando o conteúdo de sua expressão, o que foi superado pelas teorias atuais propostas pela Linguística Aplicada e pela Terminologia. A Escola de Praga, considerada a mais linguística das escolas clássicas, defendia que as linguagens de especialidade faziam parte da língua geral e por isso, possuíam uma função de comunicação, porém atendendo a fins específicos. Dessa forma, propondo uma relação entre o termo e o conceito. A Escola Russa, que também possuía uma vertente mais linguística, trouxe para a Terminologia uma visão mais sociocultural do termo, propondo que um termo, assim deve ser considerado, a partir de sua observação em um contexto especializado e no discurso nos quais está inserido. Estudos realizados pela Escola Russa procuram unir a prática à teoria.

A partir do século 20, a normatização da Terminologia começa a sair do foco e teorias mais comunicativas e sociológicas ganham mais espaço. Uma das teorias que ganhou destaque foi a Teoria Comunicativa da Terminologia (TCT), apresentada por Maria Teresa Cabré em 1993. Essa proposta de estudo postula que se deve partir do termo para chegar ao conceito e que é a observação de uma palavra em seu contexto de uso que permitirá dizer se ela é ou não um termo. É uma teoria da Terminologia que aceita a variação na conceitualização de um termo, já que segundo Teixeira, 2010, p. 14:

> ...o termo (unidade composta de forma e conteúdo indissociáveis) é compreendido como parte da linguagem natural e da gramática das línguas em que está escrito, o que o torna sujeito às flexões que nelas constam, assim como é possível ocorrer com os conceitos aos quais se referem.

É justamente no fato de, na TCT, o termo e sua conceitualização estarem ancorados na noção de que a língua é viva e deve ser observada de modo empírico para compreendermos suas designações, que reside a relação da Terminologia com a Linguística Aplicada e a subárea da Linguística de Corpus.

A Linguística Aplicada (LA) no Brasil tem como precursora a professora doutora Maria Antonieta Celani (1923-2018), que não só a estabeleceu, como também criou grupos de estudos transdisciplinares e fundou a pós-graduação em LAEL (Linguística Aplicada e Estudos da Linguagem) na PUC São Paulo. A LA tem como principais características ser transdisciplinar, realizar estudos a partir da linguagem em uso, in vivo, por meio da observação do comportamento linguístico em um dado contexto. Além disso, a Linguística Aplicada pode ser estudada de forma bidirecional em associação com a Psicologia, Pedagogia, Antropologia, Sociologia e a Tradução (PASCHOAL e CELANI, 1992, p. 21). Dentro da Linguística Aplicada encontramos ainda um outro sub-ramo chamado Linguística de Corpus (LC).

A LC tem como objetivo principal o estudo da língua em uso com foco na observação de padrões de linguagem que nos permitam compreender e interpretar seu funcionamento. Corroborando essas características da LC, Biber, Conrad e Reppen (1998:4) a definem assim:

> A Linguística de corpus é:
> - empírica, analisando padrões reais de uso da língua em textos naturais;

- utiliza grandes e criteriosas coleções de textos naturais, conhecidas como "corpus", como base de análise;
- faz uso extensivo de computadores, usando tanto técnicas automáticas quanto interativas na análise;
- apoia-se em técnicas analíticas tanto quantitativas quanto qualitativas'. (tradução minha)

Como mencionado anteriormente, a LC tem como objeto de estudo o Corpus, que são grandes quantidades de textos digitais agrupados de acordo com critérios pré-estabelecidos para serem analisados por meio de ferramentas computacionais. Uma definição mais exata de Corpus é proposta por Sinclair (1995, p. 171), que afirma que um Corpus "é uma coletânea de textos naturais, escolhidos para caracterizar um estado ou variedade de linguagem". No caso da Terminologia, essa variedade é representada por textos de uma área de especialidade (médica nos trabalhos aqui propostos) a serem coletados de acordo com as especificações do trabalho a ser desenvolvido. Um Corpus pode ser formado e coletado de diversas formas. Pode-se fazer pesquisas manuais usando buscadores disponíveis na Internet, pode-se criar prompts para uso em IA (inteligência artificial) solicitando amostras de textos de determinadas áreas, ou pode-se utilizar ferramentas computacionais, tais como o BootCat e o AntCorGen. O BootCat e o AntCorGen utilizam uma combinação de palavras-chave para fazer buscas na Internet e permitem a coleta de grandes quantidades de textos de uma só vez. Além disso, dependendo do tipo de busca e refinamento escolhidos para uso na ferramenta, obtêm-se textos que circulam em mesmas esferas e pertencem a gêneros iguais ou próximos. No caso dos glossários impressos nesta obra, textos da área médica e textos escritos por especialistas para serem lidos por especialistas, em inglês e português. Ademais dos Corpora de estudo coletados pelos alunos/pesquisadores utilizando o BootCat, foram utilizados dois Corpora de referência, também nas duas línguas.

Para analisar estas grandes quantidades de textos, utilizam-se ferramentas computacionais como o AntConc ou o WordSmith Tools. As ferramentas computacionais permitem-nos observar padrões de uso da língua que o exame manual de um texto torna muito difícil. Esses padrões observáveis facilitam a compreensão dos usos e significados das palavras, facilitando a pesquisa por termos. O padrão de linguagem, como explica Berber Sardinha (2005, p. 206) "é uma associação regular entre itens lexicais, categorias gramaticais, semânticas ou pragmáticas, observada num corpus". Os padrões de linguagem podem mostrar como uma palavra se comporta em contexto e nos ajudar a determinar se, naquele contexto, ela funciona como termo ou não. As concordâncias são uma listagem dos cotextos (palavras ao redor) nos quais um dado item (palavra, estrutura, pontuação, etc.) ocorre (Berber Sardinha, 2004 p. 187). Sinclair (1991) diz que seu uso é importante porque este é um tipo de evidência qualitativa da língua e que é bastante superior a qualquer outro método usado para tal finalidade. Portanto, a concordância mostra a parte do contexto ao qual pertence uma palavra, ao mesmo tempo em que, por restringir esse contexto, facilita a verificação de padrões, tornando-os mais visíveis. Os glossários apresentados neste livro, bem como os exemplos de uso dos termos selecionados, foram obtidos a partir da observação de concordâncias no AntConc. Como consequência, os termos foram escolhidos dentre as palavras mais frequentes, com uso típico e sentido único no contexto observado, garantindo a qualidade da informação disposta.

REFERÊNCIAS BIBLIOGRÁFICAS

ANTHONY, L. (2023). AntConc (Version 4.2.4) [Computer Software]. Tokyo, Japan: Waseda University. Disponível em: https://www.laurenceanthony.net/software

ANTHONY, L. (2024). AntCorGen (Version 1.3.0) [Computer Software]. Tokyo, Japan: Waseda University. Disponível em: https://www.laurenceanthony.net/software

BARONI, M.; BERNARDINI, S. (2023). BootCaT (Version 1.57) [Computer Software]. Disponível em: https://bootcat.dipintra.it/. Acesso em: 30/07/2024

BARROS, L. A. (2004) Curso Básico de Terminologia. São Paulo: Editora da Universidade de São Paulo

BERBER SARDINHA, A. P. Lingüística de corpus. Barueri, Editora Manole, 2004

BIBER, D.; CONRAD, S.; REPPEN, R. (1998) Corpus linguistics: investigating language structure and use. Cambridge, Cambridge University

Press

CABRÉ, M. T. (1993). La Terminologia: teoria, metodologia, aplicaciones. Barcelona: Editorial Antártida/Empuries

KRIEGER M. G. & FINATTO, M. J. B. (2004) Introdução à Terminologia: teoria e prática. São Paulo: Editora Contexto

PASCHOAL, M. S. Z. & CELANI, M. A. A. (ORGs.) (1992). Lingüística Aplicada: da Aplicação Lingüística a Lingüística Transdiciplinar. São Paulo: EDUC

SINCLAIR, J. M. (1991) Corpus, Concordance, Colocation. Oxford: Oxford University Press.

TEIXEIRA, R. B. S. (2010) Termos de (Onco)Mastologia: uma abordagem mediada por Corpus (Dissertação de Mestrado). Programa de Pós--Graduação em Linguística Aplicada e Estudos da Linguagem, Pontifícia Universidade Católica de São Paulo.

CAPÍTULO 2
SAÚDE MENTAL

2.1. ESQUIZOFRENIA

Autoria: Susana Carrilho

English	European Portuguese
acute psychosis	**transtorno psicótico agudo**
In ICD-8 and ICD-9, **acute psychosis** could be classified under the broad category of schizophrenias indicating a conceptual position on the nature of these disorders.	**Transtorno psicótico agudo** que comporta alucinações, idéias delirantes ou perturbações das percepções manifestas, mas muito variáveis, mudando de dia para dia ou mesmo de hora para hora.
anti-social personality	**transtorno de personalidade antissocial**
A majority of these patients (74%) were rated as having (...) and only 4% were reported to have deviant or **anti-social personality**.	O **transtorno de personalidade antissocial** é caracterizado por um padrão generalizado de descaso com as consequências sobre a segurança e direitos dos outros, com a ausência de remorso.
anxiety	**ansiedade**
A cognitive-behavioral model of **anxiety** in social phobia.	A **ansiedade** é um estado emocional em que, em sua normalidade, leva o indivíduo a adotar um estado de alerta que o prepara para possíveis situações de luta ou fuga.
apathy	**apatia**
A doctor might diagnose you with **apathy** if you're no longer motivated (...).	A **apatia** costuma ser caracterizada por motivação diminuída e comportamento voltado a metas reduzido, acompanhado de responsividade emocional menor.
attenuated psychosis syndrome	**síndrome de psicose atenuada**
Simple schizophrenia was also referred to as **attenuated psychosis syndrome**.	A **síndrome de psicose atenuada** é um transtorno baseado em patologia manifesta, função comprometida e sofrimento.

atypical antipsychotic medication	antipsicótico atípico
Atypical antipsychotic medications (e.g., aripiprazole) are preferred over antidepressants to augment the effects of mood stabilizers due to the lack of efficacy of antidepressants in bipolar disorder.	Até metade dos 25% restantes pode beneficiar-se de um medicamento **antipsicótico atípico** como a clozapina.
bipolar disorder	transtorno bipolar
Bipolar disorder is classified by the International Classification of Diseases as a mental and behavioural disorder.	A principal característica do **transtorno bipolar** é a presença de um episódio de alteração do humor, em geral, elevado ou irritável com euforia, autoestima persistentemente elevada e fala acelerada.
borderline personality disorder	transtorno de personalidade limítrofe
Borderline personality disorder is characterized by a pattern of unstable mood, selfimage, and interpersonal relationships.	O **transtorno de personalidade limítrofe** é um distúrbio psicológico caracterizado por um padrão generalizado de instabilidade na regulação do afeto, controle dos impulsos, dos relacionamentos interpessoais e da autoimagem sendo muitas vezes subdiagnosticado e a maioria dos pacientes que o apresenta também apresenta condições psiquiátricas adicionais e vulnerabilidade subjacente a estados emocionais de hiperexcitação e estressores sociais e inter pessoais (MENDEZ-MILLER et al., 2022).
brief psychotic disorder	transtorno psicótico breve
Brief Psychotic Disorder – a short-term disorder in which psychotic symptoms like delusions, hallucinations, and disorganized behavior present for one day to one month.	A característica essencial do **Transtorno Psicótico Breve** é uma perturbação que envolve o início súbito de pelo menos um dos seguintes sintomas psicóticos positivos: delírios, alucinações, discurso desorganizado (por ex., descarrilamento ou incoerência frequentes), ou comportamento amplamente desorganizado ou catatônico (Critério A).

catalepsy	catalepsia
*In the common form of **catalepsy**, the patient offers no resistance to the re-arrangement of his limbs or to the re-alignment of her posture.*	A **catalepsia** representa uma estereotipia de posição, posição esta que o doente espontânea e activamente mantém.

catatonia	catatonia
*The term **catatonia** refers to cases when people react little or not at all to their environment or surroundings, or they may behave in ways that are unusual or unexpected.*	A característica essencial da **catatonia** é uma perturbação psicomotora acentuada que pode envolver atividade motora diminuída, participação diminuída durante entrevista ou exame físico ou atividade motora excessiva e peculiar.

catatonic schizophrenia	esquizofrenia catatónica
*The primary effects of **catatonic schizophrenia** are disconnection from reality and a lack of response to what's happening.*	Exceptuam-se em alguns casos agudos de **esquizofrenia catatónica**, em que a consciência está muito prejudicada (Mayer-gross et al., 1969), ocorrendo um abaixamento do nível da consciência, ou seja, diminuição da clareza com que os fenómenos psíquicos são vivenciados.

catatonic stupor	estupor catatónico
***catatonic stupor** (marked decrease in ability to react to the environment)*	Nos estados de **estupor catatónico**, só se pode despertar o doente, com estímulos intensos e repetitivos (sacudindo-o ou picando-o), espontaneamente são incapazes de emitir alguma conduta intencional e há uma diminuição geral do estado de consciência.

cognitive impairment

*After analyzing and assessing patient's past medical history and present condition, we reasoned that SAD and T2DM, instead of dementia, should be the diagnoses and were the causes of brain atrophy coupled with **cognitive impairment**.*

disfunção cognitiva

Para uma **disfunção cognitiva** devido a uma substância específica ou substância desconhecida, aplica-se a categoria específica de Transtorno Relacionado a Substância Sem Outra Especificação.

delusion

*(...) some patients with non-depressive psychotic conditions showed **delusion** of guilt, and in another study, this type of delusion did not differentiate between depression and schizophrenia spectrum disorders.*

delírio

Distinguir um **delírio** de uma ideia firmemente defendida é algumas vezes difícil e depende, em parte, do grau de convicção com que a crença é defendida apesar de evidências contraditórias claras ou razoáveis acerca de sua veracidade.

delusional disorder

***Delusional Disorder** – a disorder in which one or more delusions last one month or longer.*

transtorno delirante

A característica essencial do **transtorno delirante** é a presença de um ou mais delírios que persistem por pelo menos um mês (Critério A).

dementia

*People with **dementia** experience many physical and psychological difficulties and often become anxious, agitated, aggressive and sometimes psychotic.*

demência

Demência é um comprometimento cognitivo geralmente progressivo e irreversível. As funções mentais anteriormente adquiridas são gradualmente perdidas.

dependent personality disorder	transtorno de personalidade dependente
Dependent personality disorder is characterized by a pervasive pattern of dependent and submissive behavior.	**Transtorno de personalidade dependente** - Transtorno de personalidade no qual o indivíduo permite que outras pessoas tomem decisões por ele.
Disorganized Schizophrenia	**esquizofrenia desorganizada**
The symptoms of disorganized schizophrenia include disorganized thought, disorganized speech, and flat affect.	**Esquizofrenia desorganizada** - Tipo de esquizofrenia que apresenta a maior desorganização psicológica e carece de um conjunto sistemático de delírios.
dysthymia	distimia
Persistent depressive disorder (dysthymia) – The restricted affect, diminished interest in social interactions and impoverished rapport, attenuated hygiene, attire, and limited speech productivity of schizotypal personality disorder can be lead to a confusion of schizotypal personality disorder for dysthymia.	A **distimia** ou transtorno depressivo persistente é caracterizado por um humor deprimido na maior parte do dia, presente, quase continuamente, por, pelo menos, dois anos, associado a sentimentos de inadequação, culpa, irritabilidade e raiva, bem como afastamento da sociedade, falta de interesse, inatividade e baixa de produtividade (…)
hebephrenic schizophrenia	esquizofrenia hebefrénica
The main effect of hebephrenic schizophrenia is that disorganized thoughts and speech lead to disorganized behavior.	(…) **esquizofrenia** desorganizada ou **Hebefrénica** é caracterizada por perturbações dos afetos. Predomina um discurso e pensamento desorganizado, sem nexo, com um comportamento (e discurso) considerado "infantil" e com respostas emocionais desproporcionais à situação.

histrionic personality disorder	**perturbação de personalidade histriónica**
Histrionic personality disorder is characterized by excessive emotionality and attention-seeking.	**Perturbação da Personalidade Histriónica** - A. Um padrão invasivo de excessiva emocionalidade e busca de atenção que começa no início da idade adulta e se apresenta numa variedade de contextos, como indicado em pelo menos 5 dos seguintes critérios (…)
hysteria	**histeria**
If we agree that dissociative disorder shares the same concept of *hysteria* which is a neurosis (…)	**Histeria**: afecção mental caracterizada, sobretudo, por um exagero considerável da sugestibilidade, o que se evidencia por surpreendente plasticidade da personalidade.
lethargy	**letargia**
Symptoms of schizophrenia vary but usually include hallucinations, delusions, disorganized speech, abnormal motor behavior, and negative symptoms such as *lethargy*, impaired emotional processing, social withdrawal, and loss of interest.	**Letargia**: sono artificial provocado ou por sugestão (hipnose), ou por medicamento (narcose).
narcissistic personality disorder	**transtorno de personalidade narcisista**
Individuals with narcissistic personality disorder respond negatively to aging and are susceptible to midlife crises because they place excessive value on youth, beauty, and strength.	A característica essencial do **transtorno da personalidade narcisista** é um padrão difuso de grandiosidade, necessidade de admiração e falta de empatia que surge no início da vida adulta e está presente em vários contextos.

| **neuroleptics** | **neurolépticos** |

Varied effects of atypical neuroleptics on P50 auditory gating in schizophrenia patients

Os antipsicóticos ou **neurolépticos** são medicamentos inibidores das funções psicomotoras (...)

| **neurosis** | **neurose** |

Neurosis is a mild mental illness characterized by anxiety, sadness, and other emotional symptoms, whereas psychosis is a severe mental illness characterized by a loss of reality awareness.

Na **neurose**, as pulsões e os instintos oriundos do Id são impedidos de ser expressos pelo Ego e pelo Superego e, por consequência, acabam por se manifestar como sintoma (OSÓRIO et al., 2017).

| **obsessive-compulsive personality disorder** | **transtorno de personalidade obsessivo-compulsivo** |

Obsessive-compulsive personality disorder is characterized by restricted emotions, orderliness, indecisiveness, perfectionism, and inflexibility.

(...) um diagnóstico separado de **Transtorno Obsessivo-Compulsivo** é dado apenas quando as obsessões ou compulsões não estão restritas a preocupações com a aparência.

| **paranoia** | **paranóia** |

Paranoia is a persistent belief that someone is out to get you, conspiring against you, following you, or persecuting you.

Paranóia: 1. delírios que evoluem de modo ilógico, incompreensível para um indivíduo normal, sem sistematização precisa.

| **paranoid ideation** | **ideação paranóide** |

Under stress, some Borderlines become briefly psychotic (psychotic micro-episodes), or develop transient paranoid ideation and ideas of reference (the erroneous conviction that one is the focus of derision and malicious gossip).

(...) podendo ter **ideação paranóide** (por ex., acreditar que os colegas de trabalho estão decididos a estragar sua reputação junto ao chefe) (...)

paranoid personality disorder	transtorno de personalidade paranóide
*Offenders with **paranoid personality disorder** are sometimes argumentative, hostile, irritable or angry.*	A característica essencial do **Transtorno da Personalidade Paranóide** é um padrão invasivo de desconfiança e suspeita quanto aos outros, de modo que seus motivos são interpretados como malévolos.

paranoid schizophrenia	esquizofrenia paranóide
*People with **paranoid schizophrenia** experience at least one delusion or frequent auditory hallucinations.*	A **esquizofrenia paranóide** é caracterizada pela perda do vínculo com a realidade, sendo assim, as alucinações, delírios, perturbação das percepções e frequente sensação de perseguição, além dos pensamentos conspiracionistas (SILVA, 2016).

paraphilia	parafilia
*Offenders with **paraphilia** should not be able to come in contact with potential victims.*	O termo **parafilia** denota um interesse sexual persistente e intenso distinto da estimulação genital ou preliminares com um adulto, fisicamente maduro, fenotipicamente normal e com consentimento.

perphenazine	perfenazina
***Perphenazine** is roughly ten times as potent as chlorpromazine at the dopamine-2 (D2) receptor; thus perphenazine is considered a medium-potency antipsychotic.*	Não utilizar se o paciente for alérgico a flufenazina ou outros fenotiazínicos como a clorpromazina, **perfenazina**, procloroperazina, prometazina e tioridazina.

Post-traumatic stress	stress pós-traumático
***Post-traumatic stress** disorder (PTSD) is characterized by the development of distinctive symptoms following a psychologically distressing event outside the range of normal human experience, such as military combat, rape, assault, or natural, disaster.*	O **stress pós-traumático** (SPT) é caracterizado por sintomas semelhantes a alucinações (nomeadamente flash-backs) e comportamento paranóide.

psychalgia	**psicalgia**
It was found that abnormal psychosocial factors were more associated with conduct disorders, emotional disorders, psychalgia (headache, tension) and academic problems.	**Psicalgia:** dor atribuída à existência de um processo puramente psíquico, uma vez que não tenha sido encontrada outra origem; considerada, em suma, como depressão imaginária.
psycho-social stress	**stress psicossocial**
The psycho-social stress and limited access to the abovementioned elements could significantly affect the anxiety and mood symptoms in individuals with mental disorders (...)	A magnitude da agressividade expressa durante as explosões recorrentes é muito desproporcional em relação à provocação ou a qualquer fator de **stress psicossocial** precipitante.
psychosis	**psicose**
The correct use of psychosis refers to a collection of symptoms, including delusions and hallucinations, which happen when a person experiences a disconnection from reality.	A **psicose** é um termo amplo que engloba uma variedade de condições de saúde mental caracterizadas por uma perda do contato com a realidade.
psychotic disorder	**transtorno psicótico**
Psychotic disorders are severe mental disorders that cause abnormal thinking and perceptions.	Deve-se considerar **transtorno psicótico** induzido por fenciclidina quando há comprometimento do teste de realidade em indivíduos que experimentam perturbações na percepção como resultado da ingestão de fenciclidina.
psychotic phase	**episódio psicótico**
During a psychotic phase, patients might lose the ability to perform certain functions.	Revisar dados da literatura relativos ao diagnóstico de primeiro **episódio psicótico** no contexto das emergências psiquiátricas.
psychotic symptom	**sintomas psicóticos**
Furthermore, there is evidence that PTSD with secondary psychotic symptoms (PTSD-SP) is its own type of disorder separate from PTSD.	No Transtorno Psicótico Devido a uma Condição Médica Geral, os **sintomas psicóticos** são considerados uma consequência fisiológica direta de uma condição médica geral.

Residual Schizophrenia

*In people with **residual schizophrenia**, symptoms of schizophrenia still exist but are weaker than in other subtypes.*

esquizofrenia residual

A **esquizofrenia residual** é uma forma da esquizofrenia caracterizada por alterações comportamentais, emocionais e sociais, mas em menor intensidade do que em outros tipos de esquizofrenia.

schizoaffective disorder

***Schizoaffective disorder** is a mental health disorder that combines symptoms of a mood disorder (such as depression or bipolar disorder) and those of schizophrenia.*

transtorno esquizoafetivo

A característica essencial do **Transtorno Esquizoafetivo** é um período ininterrupto de doença durante o qual, em algum momento, existe um Episódio Depressivo Maior, Maníaco ou Misto, concomitante com sintomas que satisfazem o Critério A para Esquizofrenia (Critério A).

schizophrenic episode

*A person was thought to have residual schizophrenia when they had at least one **schizophrenic episode**, but without positive symptoms.*

surto esquizofrénico

(...) concluiu que existe uma relação significativa entre acontecimentos de vida e o primeiro **surto esquizofrénico**, embora essa associação não seja tão clara como para a psicose depressiva (...)

schizotypal personality disorder

*(...) patients with **schizotypal personality disorder** commonly oscillate between awareness of the potential implausibility of their magical or odd beliefs on the one hand and an active endorsement of them.*

transtorno de personalidade esquizotípico

Transtorno de personalidade esquizotípico - Transtorno envolvendo muitos dos sintomas da esquizofrenia, mas não severos o suficiente para resultar em um diagnóstico de esquizofrenia (...)

stupor

*Symptoms of catatonic schizophrenia may include **stupor** (...)*

estupor

Estupor (i.e., ausência de atividade psicomotora; sem relação ativa com o ambiente).

suicidal ideation	ideação suicida
*This study excluded patients with acute suicidality but included those with non-acute **suicidal ideation**.*	(...) paciente com **ideação suicida** frequente e persistente, com planejamento e meios disponíveis para executar o plano, além de impulsividade, abuso/ dependência de álcool e outras drogas e delirium como fatores agravantes (...)
Undifferentiated Schizophrenia	**esquizofrenia indiferenciada**
*If symptoms from more than one of the other subtypes of schizophrenia are present, but there aren't enough to classify the individual in another subtype, they meet the criteria for **undifferentiated schizophrenia**.*	**Esquizofrenia Indiferenciada** - Este subtipo de esquizofrenia está reservada a doentes que não se enquadram inteiramente em nenhum dos outros tipos de esquizofrenia ou que apresentam sintomas de mais de um subtipo (sem que existe predominância que um deles).
vascular dementia	**demência vascular**
***Vascular dementia**. A restriction in blood flow to certain regions of the brain causes a decline in thinking ability.*	A **demência vascular** caracteriza-se pela evolução em degraus e curso flutuante, com piora progressiva das funções cognitivas a cada novo evento cerebrovascular e períodos de estabilidade entre as crises.
withdrawal symptoms	**sintomas da abstinência**
*Many illicit drugs and chemicals, including medications, produce **withdrawal symptoms** when their use is discontinued.*	Dor de cabeça, irritabilidade, dificuldade de concentração, ansiedade e alteração do sono são alguns dos **sintomas da abstinência**.

CAPÍTULO 2
SAÚDE MENTAL

2.2. DOENÇA DE PARKINSON

Autoria: Alessandra Lopes Moreira Manarin

English	Brazilian Portuguese
basal ganglia	**gânglios basais**
Pathophysiologically, tremor is linked to altered activity in not one, but two distinct circuits: the **basal ganglia**, which are primarily affected by dopamine depletion in Parkinson's disease, and the cerebello-thalamo-cortical circuit, which is also involved in many other tremors.	Para este procedimento, pequenos eletrodos são colocados na área do cérebro envolvida em tremores — os **gânglios basais** (conjunto de células nervosas que ajudam a suavizar os movimentos musculares).
bradykinesia	**bradicinesia**
In severe cases, Parkinson's disease causes uncontrolled movements known as motor symptoms such as dystonia, rigidity, **bradykinesia**, and tremors.	A doença de Parkinson (DP) é a segunda doença neurodegenerativa mais frequente e é caracterizada por tremor de repouso, **bradicinesia** e rigidez muscular.
carbidopa	**carbidopa**
Because **carbidopa** permits more levodopa to reach the brain and more dopamine to be formed, certain adverse central nervous system (CNS) effects, e.g., dyskinesias (involuntary movements), may occur at lower dosages and sooner with SINEMET than with levodopa alone.	A **carbidopa** é um inibidor da DOPA descarboxilase, uma enzima que faz a descarboxilação periférica da levodopa em dopamina.
carbidopa/levodopa	**carbidopa-levodopa**
Carbidopa/levodopa is approved as monotherapy in PD and is often the first-line treatment when patients present with motor symptoms.	A **carbidopa-levodopa** é uma associação de dois agentes neurológicos que atuam sinergicamente no tratamento para a doença de Parkinson (DP).
cerebellar cortex	**córtex cerebelar**
Functional connectivity between **cerebellar cortex** and dentate nuclei in tremor-dominant PD patients is increased when compared with non-tremor-dominant PD patients.	As fibras que chegam ao **córtex cerebelar** são de dois tipos: trepadeiras, vindas do complexo olivar inferior, e musgosas, vindas dos demais feixes.

cerebellum

However, recent studies discovered α-synuclein-related pathological changes in the **cerebellum** in PD patients, which may be associated with tremor symptoms.

cerebelo

O mecanismo neural subjacente à distonia envolve muitas regiões do sistema nervoso central (particularmente: os gânglios basais, o **cerebelo**, as áreas motoras suplementares e o córtex sensitivo-motor) levando à redução da inibição, plasticidade anormal e disfunção sensório-motora.

cerebral cortex

Additional regions of the brain including **cerebral cortex**, autonomic ganglia, and thalamus exhibited the presence of Lewy bodies in Parkinson's disease.

córtex cerebral

Como um neurônio pode ser comparado a uma árvore, com vários galhos, ramificações e distintas conexões, há redução também do neurotransmissor nos neurônios dos núcleos da base, localizados abaixo do **córtex cerebral**.

occupational therapy

Home-based, individualised **occupational therapy** led to an improvement in self-perceived performance in daily activities in patients with Parkinson's disease.

terapia ocupacional

Além de intervenções medicamentosas, os pacientes podem se beneficiar de acompanhamento multiprofissional, que inclui fisioterapia, fonoterapia, acompanhamento psicológico e **terapia ocupacional**.

cognitive dysfunction

Cognitive dysfunction increases in prevalence and severity with disease progression in patients with PD.

disfunção cognitiva

O mais importante que a idade cronológica é a idade correlacionada com as comorbidades, como: **disfunção cognitiva**, avaliação de sintomas resistentes à levodopa, incluindo disartria, disfagia, instabilidade postural e distúrbio da marcha.

cognitive functions

Through controlling the activation of the inhibitory and excitatory connections form the striatum to the motor and frontal cortices, dopamine plays a critical role in performing motor or **cognitive functions**, respectively.

funções cognitivas

O diagnóstico de depressão associada à DP é complexo, visto que pode ocorrer considerável superposição de sintomas entre as duas condições, como lentificação psicomotora, redução da expressão afetiva, alterações do apetite, do sono e de **funções cognitivas**.

cognitive impairment	declínio cognitivo
Overuse of Parkinson's disease medications, for example, can result in abnormal involuntary movements, **cognitive impairment**, autonomic dysfunction, drug-induced psychosis, and decreased mobility.	Além dos sintomas motores, quadros de depressão, alterações de humor e perturbações no sono são bastante comuns. A insônia pode agravar o quadro de depressão e acelerar o **declínio cognitivo**.

COMT	COMT
Catechol-O-methyltransferase (**COMT**) is a neurotransmitter-degrading enzyme that breaks down dopamine and other neurotransmitters.	A levodopa é absorvida no duodeno e jejuno proximal e tem uma meia-vida plasmática variando de 50 a 120 minutos. Perifericamente sofre a ação das enzimas dopa-descarboxilase e da catecol-O metiltransferase (**COMT**), sendo convertida em dopamina e 3-O-metildopa, respectivamente.

COMT inhibitors	inibidores da COMT
MAO inhibitors may be useful as monotherapy for mild symptoms, and both MAO and **COMT inhibitors** are often used as adjunctive therapy for motor fluctuations later in the course of PD.	Tipicamente, utilizar levodopa/carbidopa (a base do tratamento), mas outros fármacos (amantadina, agonistas da dopamina, inibidores de MAO-B, **inibidores da COMT**) podem ser utilizados antes e/ou com levodopa/carbidopa.

corpus striatum	corpo estriado
In the setting of Parkinson disease, the neurons have their cell bodies in the substantia nigra and project axons into the **corpus striatum**.	Sintomas da doença de Parkinson foram relacionados com a depleção de dopamina no **corpo estriado** do cérebro.

deep brain stimulation	estimulação profunda do cérebro
Deep brain stimulation is often used in individuals with severe Parkinson's disease who are unresponsive to medication therapy.	Se a medicação não conseguir controlar os tremores e movimentos, existem alguns procedimentos cirúrgicos que podem ajudar. Uma opção é a **estimulação profunda do cérebro**, que envolve a inserção de eletrodos em locais bastante específicos do cérebro.

dopamine

Parkinson's disease is thought to be caused by too little of a naturally occurring substance (***dopamine***) in the brain.

dopamina

Grande parte dos sintomas do Parkinson são provocados pela falta de **dopamina** no cérebro.

dopamine agonists

The effect of ***dopamine agonists*** on tremor poorly responsive to standard levodopa treatment was investigated in two randomized controlled trials involving pramipexole and pergolide.

agonistas dopaminérgicos

Os **agonistas dopaminérgicos**, por sua vez, são drogas que estimulam diretamente os receptores dopaminérgicos e têm sido desenvolvidas na tentativa de superar as limitações terapêuticas da levodopa.

dopaminergic degeneration

Dopaminergic degeneration of the retrorubral field may contribute to the generation of tremor via more recently described projections to the subthalamic nucleus, globus pallidus or thalamus.

degeneração dos neurônios dopaminérgicos

O principal substrato anatômico da DP é a **degeneração dos neurônios dopaminérgicos** localizados na substância negra.

dopaminergic drugs

Current dopaminergic pharmacotherapy for PD consists of levodopa and other ***dopaminergic drugs***, such as a dopamine agonist (DA) and monoamine oxidase B (MAOB) inhibitor, and patients with PD are administered these mainly according to age, disability of parkinsonism, and tolerance of the drugs.

medicamentos dopaminérgicos

Uma vez que a maioria dos sintomas da doença de Parkinson é causada pela falta de dopamina no cérebro, muitas drogas destinam-se a reabastecer temporariamente a dopamina ou imitar a ação da dopamina. Esses tipos de drogas são chamados de **medicamentos dopaminérgicos**.

dopaminergic neurons

Parkinson's disease is characterized by loss of ***dopaminergic neurons*** in the substantia nigra pars compacta and affects the brain, spinal cord, and nerves connecting the brain and spinal cord.

neurônios dopaminérgicos

No cérebro, a levodopa sofre conversão em dopamina por descarboxilação, principalmente dentro das terminações pré-sinápticas de **neurônios dopaminérgicos** do corpo estriado.

dyskinesia	discinesia
Dyskinesia can occur when the level of levodopa in the body is at a maximum, referred to as peak dose dyskinesia, or when the levels of levodopa are rising or falling, referred to as diphasic dyskinesia.	Encontrar estratégias para minimizar um dos efeitos colaterais mais comuns do tratamento prolongado contra Parkinson, os movimentos repetitivos e involuntários conhecidos pelo termo técnico **discinesia**, é um dos desafios atuais dos grupos que estudam a doença.
dystonia	**distonia**
Dystonia is commonly painful, can affect as many as 30% of individuals with PD, and is seen in OFF periods.	A **distonia** é um distúrbio do movimento em que o músculo – ou um grupo muscular – se contrai de forma involuntária, repetitiva, intermitente ou provocada e pode perdurar por períodos bastante prolongados.
ergoline dopamine agonists	**agonistas dopaminérgicos ergolínicos**
Ergoline dopamine agonists include bromocriptine, pergolide, lisuride, and cabergoline, whereas ropinirole, pramipexole and rotigotine (patch application) are non-ergoline agonists.	O uso de **agonistas dopaminérgicos ergolínicos** também pode estar associado a fenômenos Raynaud-like, eritromelalgia e fibrose pulmonar e retroperitonial e como já citado acima até 30% dos pacientes poderão desenvolver fibrose e disfunção valvar cardíaca.
freezing of gait	**congelamento da marcha**
Freezing of gait is a complex PD gait disorder in which people get "stuck" in place and temporarily have a hard time moving their feet forward.	Tais alterações da marcha no Parkinson podem chegar até o fenômeno de **congelamento da marcha**, ou seja, uma incapacidade súbita e momentânea de iniciar um movimento.
frontal cortex	**córtex frontal**
As a result of the interaction between the hippocampus and the frontal cortex during working memory and goal-directed tasks, it is expected that perceiving the target stimuli activates information flow from the hippocampus to the frontal cortex, potentially through the ventral striatum, and leads to forming a counting decision in the ***frontal cortex***.	A depleção de dopamina no estriado compromete o funcionamento das alças subcorticais que influenciam o funcionamento do **córtex frontal**.

globus pallidus

*Dopaminergic degeneration of the retrorubral field may contribute to the generation of tremor via more recently described projections to the subthalamic nucleus, **globus pallidus** or thalamus.*

globo pálido

Estimulação cerebral profunda do núcleo subtalâmico ou do **globo pálido** interno é frequentemente recomendada para pacientes com discinesias induzidas por levodopa ou flutuações motoras significativas; esse procedimento pode modular a hiperatividade nos gânglios da base e, assim, diminuir os sintomas parkinsonianos em pacientes com doença de Parkinson.

hypokinesia

*Insufficient dopamine biosynthesis due to loss of the substantia nigra dopaminergic neurons can cause Parkinson's disease and loss of ability to execute smooth, controlled movements; thus, one net effect of dopamine depletion is to produce **hypokinesia**, an overall reduction in motor output.*

hipocinesia

Bradicinesia (lentidão dos movimentos, perda dos movimentos automáticos) e **hipocinesia** (diminuição da amplitude dos movimentos, especialmente os movimentos repetitivos) aparecem depois do tremor.

levodopa

***Levodopa** formulations combine an aromatic acid decarboxylase inhibitor (ie, carbidopa or benserazide) to decrease peripheral decarboxylation, reducing side effects of nausea and orthostatic hypotension, and improving CNS bioavailability.*

levodopa

A **levodopa** é usada no tratamento e é eficaz na redução dos sintomas motores da doença, incluindo rigidez, bradicinesia (movimento lento e perda de movimento espontâneo), equilíbrio prejudicado e tremor em repouso.

Lewy bodies

*Parkinson's disease results in the death of dopaminergic neurons in the substantia nigra pars compacta as well as the formation of intraneuronal **Lewy bodies** in the brain*

corpos de Lewy

Na doença de Parkinson, aglomerados de proteína, conhecidos como **corpos de Lewy** acumulam-se dentro da dopamina produzindo neurônios que degeneram-se progressivamente e acabam morrendo.

MAO-B inhibitors

*Dopamine agonists may also be used in combination with **MAO-B inhibitors** in PD patients with advanced disease, which can result in some patients receiving triple therapy.*

inibidores de MAO tipo B

Os **inibidores de MAO tipo B** têm sido utilizados como tratamento sintomático da DP nos últimos 20 anos, baseado no potencial bloqueio da oxidação da dopamina pela MAO e também por aumentar a presença de dopamina na fenda sináptica.

midbrain	**mesencéfalo**
Parkinson's disease results from a slow degeneration of a small area in the **midbrain**, called the substantia nigra.	Com a doença de Parkinson, o mau funcionamento ocorre dentro de um importante centro de controle do movimento do **mesencéfalo** chamado de substância negra.
motor fluctuations	**flutuações motoras**
MAO inhibitors may be useful as monotherapy for mild symptoms, and both MAO and COMT inhibitors are often used as adjunctive therapy for **motor fluctuations** later in the course of PD.	Os inibidores da COMT são utilizados no tratamento das **flutuações motoras** que ocorrem na fase avançada da DP, sempre em associação com a levodopa.
motor symptom	**sintoma motor**
Though tremor is the most well-known, visible, and recognized **motor symptom** of Parkinson's, rigidity is another primary motor symptom used to diagnose Parkinson's.	A levodopa é usada no tratamento da DP e é eficaz na redução dos **sintomas motores** da doença, incluindo rigidez, bradicinesia (movimento lento e perda de movimento espontâneo), equilíbrio prejudicado e tremor em repouso.
muscular rigidity	**rigidez muscular**
The tremor, bradykinesia, **muscular rigidity**, dyskinesia, hyper-salivation, and sweating may be the reasons for sexual dysfunction in PD.	Outros sintomas podem estar associados ao início da doença: **rigidez muscular**; redução da quantidade de movimentos, distúrbios da fala, dificuldade para engolir, depressão, dores, tontura e distúrbios do sono, respiratórios, urinários.
neurodegenerative disorder	**doença neurodegenerativa**
According to statistics, Parkinson's disease (PD) is the second most prevalent **neurodegenerative disorder**, affecting roughly 2–3% of the population over 65.	Por ser uma **doença neurodegenerativa**, tem progressão dos sintomas consequentes à perda antecipada de neurônios que produzem dopamina localizados em uma região profunda no cérebro chamada de substância negra.
neurological disorder	**doença neurológica**
Parkinson disease (PD) is second to Alzheimer's disease as the most common age-related complex, idiopathic **neurological disorder**.	A doença de Parkinson é uma **doença neurológica** degenerativa que afeta os movimentos do indivíduo, causando tremores em repouso, perda da coordenação motora, lentidão de movimentos, dentre outros sintomas.

non-ergoline dopamine agonists

*Levodopa (l-DOPA) is still highly effective in the treatment of PD, although other agents have also been developed, including antivirals (amantadine), dopamine agonists, ergoline derivatives (bromocriptine), **non-ergoline dopamine agonists** (apomorphine), monoamine oxidase B inhibitors (MAO-B) (selegiline), catechol-O-methyltransferase (COMT) (entacapone) and anticholinergics (methixene).*

agonistas dopaminérgicos não ergolínicos

Nos dias atuais o uso dos agonistas ergolínicos vem diminuindo, em parte pela presença de efeitos colaterais importantes e em outra parte pela introdução dos **agonistas dopaminérgicos não ergolínicos**, como o pramipexol e o ropinirol.

non-motor symptoms

*Despite its status as a paradigmatic movement disorder, Parkinson's disease is accompanied by a wide range of **non-motor symptoms** in addition to motor symptoms.*

sintomas não motores

Há vários outros **sintomas não motores**, como dor, falta de concentração, fadiga, sono pouco restaurador, constipação, diminuição do olfato e alteração no peso.

non-tremor dominant

*However, the noradrenergic system is persistently preserved in tremor-dominant PD patients compared with **non-tremor dominant** PD patients.*

não tremor dominante

Aygun baseou-se na clínica e dividiram os subtipos em: Tremor dominante (TD) e **não tremor dominante** (NTD). Para TD, os tremores são vistos no início da doença, como sintoma único e há um predomínio do tremor sobre outros sintomas motores ao longo da doença.

parkinsonian gait

*Although activation of the temporal cortex has been demonstrated in several studies of motor-related tasks in normal and pathological brains (Decety et al., 1994 ; Ceballos-Baumann et al., 1995), there is not enough evidence to indicate that the temporal cortex plays a role in **parkinsonian gait**.*

marcha parkinsoniana

Como resultado, você pode encontrar dificuldades em começar a caminhar, sendo capaz de dar apenas pequenos passos vacilantes, e então, ter dificuldade para parar de caminhar. Isto é conhecido como **marcha parkinsoniana**.

Parkinson's disease	doença de Parkinson
Parkinson's disease is treated using drugs that are taken orally to increase the levels of dopamine in the brain because dopamine cannot be administered directly into the bloodstream.	A **doença de Parkinson** é considerada a segunda doença neurodegenerativa mais comum, ficando atrás apenas da doença de Alzheimer.
pill-rolling tremor	**pill-rolling**
The *"pill-rolling" tremor* that is often described in medical texts refers to the tremors of the fingers, usually the thumb plus the other fingers, that makes it look as if the person is rolling a pill in the fingers.	O tremor surge geralmente nos membros, mais frequentemente nos dedos das mãos, e quando afeta o polegar e o indicador, pode ter a designação clássica de tremor "a contar moedas", ou "**pill-rolling**".
postural instability	**instabilidade postural**
First, tremor-dominant Parkinson's disease has been contrasted with a form of Parkinson's disease dominated by axial symptoms, i.e. *postural instability* and gait disability.	Suspeitar de doença de Parkinson com base nas principais características: tremor em repouso, movimentos mais lentos e reduzidos, rigidez muscular e **instabilidade postural** e de marcha.
postural tremor	**tremor postural**
The beneficial effect of levodopa on PD tremor applies to both resting and postural tremor, although none of the studies clarified if the *postural tremor* studied was re-emergent tremor or a higher frequency postural tremor.	Dentre os tremores de intenção ainda existe o **tremor postural,** que é um tremor que só ocorre em determinadas posições.
prefrontal cortex	**córtex pré-frontal**
Connectivity between bilateral dentate nuclei and *prefrontal cortex* in tremor-dominant PD patients was decreased compared with healthy controls and non-tremor-dominant PD patients 31 .	A presença de sintomas depressivos na doença de Parkinson é capaz de alterar os parâmetros do andar mas parece não se relacionar com a atividade do **córtex pré-frontal** quando expostos a condições de andar livre ou com obstáculos.

resting tremor	**tremor de repouso**
First, the most common or classical Parkinson's disease tremor is defined as a **resting tremor**, or rest and postural/kinetic tremor with the same frequency.	O tremor da doença de Parkinson é característico. Ele é chamado de **tremor de repouso**, ou seja, é mais evidente ou exclusivo quando a mão do paciente está parada, seja em repouso quando o paciente está sentado, seja quando ele está em pé com os braços relaxados.
substantia nigra	**substância negra**
The **substantia nigra** (SN) is a midbrain dopaminergic nucleus which has a critical role in modulating motor movement and reward functions as part of the basal ganglia circuitry.	A doença de Parkinson, doença degenerativa progressiva decorrente da morte de células da **substância negra** compacta e outros núcleos pigmentados do tronco encefálico, é caracterizada por um esgotamento seletivo do neurotransmissor dopamina.
thalamotomy	**talamotomia**
Before the introduction of levodopa, **thalamotomy** was an often-selected option in the treatment of Parkinson's disease.	A cirurgia lesional visa interromper a hiperatividade direcionada ao tálamo do globo pálido interno; às vezes, realiza-se **talamotomia** para controlar os tremores em pacientes que têm doença de Parkinson predominantemente com tremores.
treatment-resistant tremor	**tremor refratário ao tratamento**
Whereas some patients may show an excellent response, others do not respond to standard doses of levodopa and end up with **"treatment-resistant" tremor**.	Os principais objetivos da cirurgia são buscar um benefício terapêutico mais constante e previsível de terapia médica, tais que os pacientes podem alcançar: (1) uma redução da gravidade dos períodos off; (2) aumento do tempo em on (3) redução de discinesias; (4) supressão do **tremor refratário ao tratamento** medicamentoso; (5) melhoria no desempenho das atividades de vida diária; (6) melhoria na qualidade de vida.

tremor-dominant	tremor dominante
*First, there is converging evidence from post-mortem and nuclear imaging studies that patients with **tremor-dominant** Parkinson's disease have relatively benign nigrostriatal degeneration.*	Aygun baseou-se na clínica e dividiram os subtipos em: **tremor dominante** (TD) e não tremor dominante (NTD). Para TD, os tremores são vistos no início da doença, como sintoma único e há um predomínio do tremor sobre outros sintomas motores ao longo da doença.

CAPÍTULO 2
SAÚDE MENTAL

2.3. TRANSTORNO DE ESTRESSE AGUDO

Autoria: Sátia Marini

English	Brazilian Portuguese
aggreeableness	**amabilidade**
Agreeableness should certainly qualify as an individual difference having significance for people's daily transactions.	A percepção de ameaça, principalmente em épocas de crise econômica, pode incitar comportamentos de hostilidade ou **amabilidade** para com os imigrantes.
alleviate discomfort	**amenizar o desconforto**
Our finding across the studies in this thesis is that critical care nurses acknowledge and **alleviate discomfort** relating to all identified areas of discomfort in their patients, although not fully (III).	Esta idéia de fato circula na vida cotidiana e pode significar uma autodefesa dos idosos para **amenizar o desconforto** psicossocial causado pela sua inclusão no grupo de "pessoas velhas".
anxiety	**ansiedade**
The profile for neurotic: hostility was dominated by the neuroticism facets of **anxiety**, depression, self-consciousness, vulnerability to stress, and angry hostility.	Além disso, esses cuidadores tenderiam a sentir raiva ou **ansiedade** frente às variações de humor da criança, como choros excessivos e manifestações de tristeza (Bigras & LaFrenière, 1995; Milner, 1994).
attachment	**apego**
He believed that separation anxiety occurs when **attachment** behavior is activated by the absence of the attachment figure, but cannot be terminated.	O papel do **apego** na vida dos seres humanos envolve o conhecimento de que uma figura de apego está disponível e oferece respostas, proporcionando um sentimento de segurança que é fortificador da relação (CASSIDY, 1999).
authenticity	**autenticidade**
Some social contexts facilitate and support **authenticity**, whereas others inhibit or even outright oppress authentic self-expression.	Ambos, **autenticidade** e congruência provêm de um processo de auto-enfrentamento seguido de auto-aceitação.

behavioral maladjustment	**comportamento disfuncional**

*Children with a difficult temperament are more likely than children with an easy temperament to show **behavioral maladjustment** as a consequence of struggling to cope with adverse experiences (Rothbart, Ahadi, & Hershey, 1994).*

Os sintomas psicofuncionais manifestados pelo bebê se refletem no **comportamento disfuncional** da criança e se manifestam nas áreas relacionadas ao sono, alimentação, digestão, respiração, pele e comportamento.

body image	**imagem corporal**

*There is uniformity in the findings of the studies that explored the relationship between **body image** and body weight.*

Entre os distúrbios da **imagem do corpo**, a distorção da imagem corporal se configura como um distúrbio da dimensão perceptiva, o qual envolve o julgamento do tamanho do próprio corpo (THOMPSON, 1996).

borderline	**borderline**

*Unconscious fantasy and the defensive collaborative use of particular family members to represent disavowed aspects of inner conflict in the family of the **borderline** adolescent seem to be a significant impediment to development.*

A esfera depressiva do **borderline** associa-se com suas condutas autodestrutivas, comportamentos impulsivos e dificuldades nas relações interpessoais.

Boredom Proneness Scale (BPS)	**Escala de Propensão para o Tédio**

*One full-scale tool for directly measuring boredom is the **Boredom Proneness Scale (BPS)**, consisting of 28 items.*

A **escala de propensão para o tédio** (Farmer & Sundberg, 1986), foi desenvolvida como resposta à disparidade de considerações existentes relativamente à importância do tédio em diversas áreas, tais como, psicologia, educação, indústria, assim como pela escassez de pesquisas acerca deste tema.

bottom-up approach	**abordagem bottom-up**

The deterministic ***bottom-up approach*** has been used for the long-term forecast in several areas of research.

A **abordagem bottom-up** determinística tem sido utilizada para obter a previsão de longo prazo em diversas áreas de pesquisa.

burnout	burnout
***Burnout** is a consequence of prolonged exposure to chronic workplace stress and is typically defined by the following dimensions: exhaustion, cynicism and inefficacy.*	**Burnout** pode ser difícil de diferenciar da depressão devido à similaridade de fatores predisponentes e sintomas, o que reveste de importância um diagnóstico bem acurado (SCHONFELD; BIANCHI; PALAZZI, 2018).
child psychotherapy	ludoterapia
*The **child psychotherapy** perspective acknowledges that "everyone in the family system is affected by everyone else" (Rustin 2009, p215).*	Os benefícios da **ludoterapia** durante o tratamento contra o câncer conforme citados anteriormente, demonstram que ao brincar, o processo de hospitalização torna-se menos sofrível e doloroso para criança.
Client Centered Therapy	Abordagem Centrada na Pessoa (ACP)
*The point of this case summary is that clients in **client-centered therapy** sometimes set personal goals and make progress toward fulfilling those goals without any direction by the therapist.*	Evidenciam-se, dessa forma, diversos aspectos humanistas presentes na **Abordagem Centrada na Pessoa**, uma vez que ela busca resgatar o respeito e a ênfase no ser humano, destacando o papel dos sentimentos e da experiência como fator de crescimento.
cognitive impairment	comprometimento cognitivo
*Those who did not acknowledge a decline in their memory may be more likely to reject the diagnosis of **cognitive impairment**.*	A avaliação neuropsicológica auxilia na diferenciação primária entre demência, **comprometimento cognitivo** leve, distúrbios psiquiátricos (p. ex. depressão) e outras síndromes neuropsicológicas focais, tais como: amnésia, apraxia, agnosias, etc. (Green, 2000).
congruence	congruência
*Mindfulness may also well predict greater intra- and interpersonal **congruence** and genuineness, as expressions of authenticity.*	A **congruência** representa algo sempre em construção, visando o que prevalece, a minha autenticidade.

coping	mecanismo de enfrentamento
*Neurotic hostility predicted distrust of others, frequent but unexpressed anger, poor **coping**, and vulnerability ta psychological distress.*	Diclemente e Prochaska (1985) referem que na iniciação e manutenção do hábito de fumar, os cigarros representam um **mecanismo de enfrentamento** (coping) paliativo que os indivíduos usam para gerir o estresse causado por outros problemas da sua vida.

counseling	aconselhamento
*Elliott's (1985) construction of a taxonomy of helpful and nonhelpful events in **counseling** is an excellent example of an application used for the purpose of exploration.*	No caso da saúde a finalidade principal do **aconselhamento** é a redução de riscos para a saúde, obtida através de mudanças concretas do comportamento do sujeito.

Depression, Anxiety, Stress Scale (DASS)	Escala de Depressão, Ansiedade e Estresse (EDAE)
*The **DASS** was developed with somatic items excluded to address this problem specifically.*	A **Escala de Depressão, Ansiedade e Estresse (EDAE-21)** possibilita a mensuração simultânea de níveis de ansiedade, estresse e depressão.

Developmental psychology	Psicologia do Desenvolvimento
*In **developmental psychology**, investigators are increasingly likely to employ a variety of methods designed to investigate the child's thinking with greater sensitivity than is afforded by traditional standardized tests.*	A **Psicologia do Desenvolvimento** é o campo de conhecimento que estuda as constâncias e as variações pelas quais os indivíduos passam no decorrer da vida, abordando o desenvolvimento das diversas funções psíquicas que integram a mente, as emoções, as relações interpessoais, entre outros. (PAPALIA; OLDS; FELDMAN, 2006).

discouragement	desalento
*Rhode helpfully noted how, in face of repeated rejections and **discouragement**, exhaustion is experienced by parents and professionals alike.*	Para entender o **desalento** enquanto um fenômeno amplo, é necessário circunscrever o contexto social no qual ele estabelece raízes, caracterizá-lo, e entender a estrutura que possibilita a sua manutenção e reprodução.

distress	**angústia**
*During one of the interviews, a parent did communicate considerable **distress** as she spoke about the trauma of her child's diagnosis.*	O processo de hospitalização na infância é considerado como uma situação extremamente traumática, podendo desencadear sentimentos diversos, como **angústia**, ansiedade e medo diante de uma situação desconhecida ou ameaçadora.

dysthymia	**distimia**
*It seems unlikely that **dysthymia** is very different from other types of chronic major depression (Klein et al., 2006), and more research is needed to examine whether psychotherapy for dysthymia and other forms of chronic depression should indeed be different.*	A dificuldade em estabelecer um diagnóstico de **distimia** em pacientes toxicodependentes dá-se ao fato de que é necessário um longo período de abstinência (2 anos) quando comparado a outros transtornos de humor.

evolutionary psychology	**psicologia evolutiva**
*The goal of **Evolutionary Psychology** is not simply to discover the evolutionary causes of psychological traits, but actually to discover our psychological adaptations.*	Steven Pinker (1997, 2002), um dos representantes actuais desta corrente, considera que a **psicologia evolutiva** constitui um conjunto alargado de hipóteses que dão origem a um conjunto significativo de previsões testáveis sobre o comportamento e o pensamento humanos.

existential crisis	**crise existencial**
***Existential crises** occur during confusing and high-anxiety periods, that is, times when a person is trying to resolve and find the answer to the tough questions: Who am I? and What can I contribute to the world?*	A **crise existencial** ocorre quando nos deparamos com questões fundamentais sobre o sentido da vida, como "quem sou eu?", "qual é o propósito de minha existência?" Ou "o que realmente importa?"

gender nonconformity	**não conformidade do gênero**
***Gender nonconformity** may, in part, explain why same-sex oriented people report, on average, less well-being than heterosexual people.*	Uma postura sem julgamento diante da **não conformidade do gênero** pode ajudar a contrariar o estigma generalizado enfrentado por muitas dessas pessoas e proporcionar um ambiente seguro para explorar a identidade de gênero e tomar decisões informadas sobre a expressão de gênero.

grief	luto
Parents will be in different places internally in relation to their **grief** process and their feelings about themselves.	A psicanálise conceitua o **luto** como um fenômeno que não demanda tratamento médico; já a melancolia é patológica

Hostility	hostilidade
The: experience of **hostility?** which consists of feelings of danger, suspicion. and resentment, is related to measures of neuroticism and is often called neurotic hostility (Siegman et al., 1987).	A **hostilidade** é um construto multidimensional caracterizado por uma reacção de ira, irritação, atitudes e emoções agressivas, envolvendo ou não comportamentos destrutivos por parte do indivíduo a situações estressantes (Spielberger et al., 1988 cit in Coelho & Gomes, 2000; Williams, Barefoot & Shekele, 1985 cit in Gouveia, 2004).

mentall illness	transtorno mental
The National Alliance on **Mental Illness** (NAMI) defines mental illness as "medical conditions that disrupt a person's thinking, feeling, mood, ability to relate to others and daily functioning" (NAMI, 2010).	Tornar a família corresponsável no tratamento do parente com **transtorno mental** é uma tarefa difícil e merecedora de atenção pelo prejuízo que pode causar ao grupo familiar e ao cuidador referencial, pois nem sempre a família se articula para o cuidado compartilhado, delegando essa tarefa a um de seus membros.

Middle-up-down approach	Abordagem middle-up-down
To encourage a culture of sharing a **middle-up-down** approach promotes and supports the internal advertising of activity and research within the organisation.	Foi identificado que o Brasil utiliza a **abordagem middle-up-down**, que favorece a interação entre múltiplos atores no processo, diferentemente da abordagem top-down, que segue o modelo internacional divulgado.

mindfulness meditation	meditação mindfulness
Mindfulness meditation entails sitting quietly and is mainly characterized by just observing one's experiences, not creating or modifying them.	A intenção da **meditação mindfulness** é observar pensamentos, emoções e sentimentos tanto prazerosos quanto aversivos sem ignorá-los ou suprimi-los, analisá-los ou julgá-los, sem se apegar a eles ou tentar fugir ou se esquivar deles.

mood disorder	transtorno do humor
When applied to patients with anxiety or **mood disorders**, the effects were even larger.	Uma vez presente um quadro clínico de **transtorno do humor** e seus sintomas interferindo no relacionamento interpessoal, há forte possibilidade de ocorrer a produção de insatisfação conjugal.
Motivational Iterviewing (MI)	Entrevista Motivacional (EM)
Motivational interviewing is a brief psychotherapeutic intervention designed to increase the likelihood of a client considering, initiating, and maintaining specific change strategies to reduce harmful behavior.	A equanimidade é uma espécie de presença que gostaríamos de ter como parte do espírito da **entrevista motivacional**, não importa o que estamos fazendo.
neurodevelopmental disorder	transtorno do desenvolvimento neurológico
The question of whether schizophrenia is a **neurodevelopmental disorder** or a neurodegenerative disease has been a topic of discussion ever since Weinberger (1987) wrote one of the most cited articles in schizophrenia literature 30 years ago.	O Transtorno do Espectro do Autismo (TEA) é um **transtorno do desenvolvimento neurológico**, caracterizado por um conjunto de condições comportamentais com prejuízos em dois principais domínios: sociocomunicativo e comportamental (comportamentos fixos ou repetitivos) sendo que o aparecimento dos sintomas se dá desde o nascimento ou no começo da primeira infância.
Obsessive-Compulsive Disorder (OCD)	Transtorno Obsessivo-Compulsivo (TOC)
Obsessive-compulsive disorder was once considered a rare condition, but is now viewed as not only one of the more prevalent psychiatric disorders, but also one of the most disabling medical disorders.	O **transtorno obsessivo-compulsivo (TOC)** é caracterizado por obsessões, que são pensamentos, imagens e impulsos intrusivos, indesejáveis e recorrentes; e/ou compulsões, que são rituais comportamentais ou mentais repetitivos, realizados para reduzir o sofrimento causado pela obsessão, ou realizados conforme regras rígidas determinadas pelo indivíduo (American Psychiatric Association [APA], 2013).

Oppositional Defiant Disorder (ODD)

*The diagnosis of **oppositional defiant disorder (ODD)** is broadly based on frequent and persistent angry or irritable mood, argumentativeness/defiance, and vindictiveness.*

Distúrbio Desafiador e de Oposição (DDO)

Alguns estudos sugeriram que a inconsistência encontrada na relação entre funcionamento marital e prole com TDAH poderia ser explicada pela ocorrência da comorbidade com **distúrbio desafiador e de oposição** e/ou distúrbio de conduta.

pathological disturbances

*TQ 1 was scored for even minor variations in coherence to examine the possibility that these occur more frequently in records that also showed more clearly **pathological disturbances** in logical thinking.*

distúrbios patológicos

Os transtornos alimentares são descritos hoje como **distúrbios patológicos**, em que há o envolvimento dos aspectos emocionais, cognitivos, fisiológicos e comportamentais, levando o indivíduo a apresentar reações obsessivas ou compulsivas.

Perceived Stress Scale (PSS)

*A heterogeneous sample of 96 psychiatric patients (48 men, 48 women) completed the **Perceived Stress Scale (PSS)** and the Beck Depression Inventory.*

Escala de Estresse Percebido

A **Escala de Estresse Percebido** (Perceived Stress Scale [PSS]; Cohen, Karmack, & Mermelsteinm, 1983) é o instrumento mais utilizado para avaliar a percepção do estresse, tendo sido validada em mais de 20 países (Remor, 2006).

Personality Assessment Inventory (PAI)

*The **Personality Assessment Inventory (PAI; Morey, 1991)** represents an important step in the modern measurement of psychopathology through objective personality measures.*

Inventário de Avaliação da Personalidade (PAI)

Em 1991, o psicólogo Leslie Morey desenvolveu o Inventário de **Avaliação de Personalidade (PAI)**, um inventário de autorresposta que proporciona informação relativa a psicopatologia, personalidade e ambiente psicossocial, avaliando constructos relevantes para o diagnóstico e tomada de decisões clínicas (Morey & Boggs, 2003; Morey & McCredie, 2020).

Physical abuse

*Detection of **physical abuse** is dependent on the clinician's ability to recognise suspicious injuries, do a careful and complete physical examination with the judicious use of ancillary tests, and to consider whether the history reasonably explains the physical findings.*

abuso físico

A hipótese que norteou a presente investigação foi a de que o estresse parental e o apoio social seriam variáveis associadas ao **abuso físico** infantil, atuando, assim, em nosso contexto, como fator de risco.

positive psychology

*Not only did Jahoda (1958) make a compelling case for **positive psychology** as we now know it, she provided a framework for understanding the components of mental health (rather than mental illness).*

psicologia positiva

A prática da **Psicologia positiva** transcende o sistema de saúde vigente; propõe estimular o desenvolvimento das forças positivas inerentes à pessoa e sugere o investimento em intervenções nesse enfoque.

Post-Traumatic Stress Disorder (PTSD)

*In the immediate aftermath of traumatic events such as terrorist violence, natural disaster, sexual or physical assault, or severe accidents, many people experience symptoms of **post-traumatic stress disorder (PTSD)**.*

Transtorno de Estresse Pós-Traumático (TEPT)

Experiências traumáticas são experiências prejudiciais e ameaçadoras que demandam esforços extraordinários por parte do indivíduo para enfrentamento ou sobrevivência, podendo, inclusive, favorecer o aparecimento de problemas psiquiátricos, como o **Transtorno de Estresse Pós-Traumático (TEPT)**.

psychological predictors

*However, apart from some notable comprehensive overviews (e.g., Steg et al., 2015) or broader contributions (van Valkengoed and Steg, 2019), to our knowledge, there are no recent metaanalyses or systematic reviews that have focused on the direct **psychological predictors** of energy-related behaviors.*

preditores psicológicos

Apenas 24% dos estudos selecionados envolveram os cuidados que devem ser tomados frente aos **preditores psicológicos** de lesões esportivas.

Psychological Well Being (PWB)	**Bem-Estar Psicológico**
Psychological well-being is usually interpreted as referring to normal range variation in subjective assessments of life – happiness or unhappiness.	**Bem-estar Psicológico:** Considerou-se bem-estar psicológico a soma dos sete fatores avaliados através da Escala Goldberg (1978): felicidade, estado de satisfação, afeto positivo ou negativo, tensão, auto-estima, ansiedade e depressão.
Quality of Life Inventory (QOLI)	**Avaliação de Qualidade de Vida**
*The **QOLI** (pronounced kwal' i) or the **Quality of Life Inventory** is a measure of life satisfaction, well-being, positive psychology, and positive mental health (Frisch, 1994a, 1994b; Frisch, 2004, in press).*	Devemos ainda ressaltar que a aplicação deste tipo de questionário durante o procedimento dialítico pode afetar a **avaliação da qualidade de vida**, refletindo influências psicológicas devido à relação momentânea dos pacientes com a máquina de diálise, concretizando sua dependência e interrupção abrupta de suas atividades
retrospective interview	**entrevista retrospectiva**
*However, this type of approach cannot be extended to **retrospective interviews** of athletes' development, where athletes report overall ratings of these aspects that integrate an athlete's experiences accumulated over hundreds or thousands of hours for a specific time period in their development.*	Nesse sentido, adota-se como argumento que a **entrevista retrospectiva**, além de possibilitar os aspectos necessários para a compreensão do que aconteceu, oferece abertura para que o sujeito compreenda a própria dor ao se ouvir, podendo, também, contribuir para a elaboração do luto (Sérvio & Cavalcante, 2013; Werlang et al., 2005).
self-consciousness	**autoconsciência**
*Public **self-consciousness** is the tendency to be aware of one's appearance and concerned about making a good impression on others; private self-consciousness involves focusing attention on the internal or covert aspects of the self (Fenigstein, Scheier, & Buss, 1975).*	Na realidade, a **autoconsciência** tem sido estudada predominantemente pela filosofia e pela neurociência como um subtema das análises sobre a consciência, importante área de investigação nestas duas disciplinas.

social stigma	**estigma social**
*Concerns with **social stigma** in the way we relate it to sociopolitical views aligns more with the literature on preference falsification and social image concerns previously discussed.*	Leão (2007) demonstra esta relação do adolescente com o **estigma social** de infrator, a partir do relato de um aspecto do trabalho de psicoterapia grupal: a terapeuta sugeriu aos adolescentes que escolhessem um nome para o grupo e, após a discussão grupal, os adolescentes escolheram "incríveis infratores".
social support	**apoio social**
*Consider, for example, the hypothetical scenario where a coach or parent provides a young athlete with **social support** in the form of tactical feedback about 'what went wrong' during the first set of a disastrous tennis match.*	Os problemas na investigação sobre o apoio social colocam-se quer no nível do conceito da variável, quer da sua operacionalização, com implicações para as qualidades psicométricas dos instrumentos utilizados.
Top-down approach	**abordagem top-down**
*An increasing number of studies are pursuing a different, **top-down approach** that exerts more direct action on the central nervous system to recover peripheral functions.*	Foi identificado que o Brasil utiliza a abordagem middle-up-down, que favorece a interação entre múltiplos atores no processo, diferentemente da **abordagem top-down**, que segue o modelo internacional divulgado.
trigger	**gatilho**
*The **trigger** moment activated the collective unconscious making way for the archetypal experience of entrapment and the fear of losing oneself to constellate.*	O **gatilho** para disparar esse processo no cérebro seria, na opinião de Houzel, o aumento dos níveis de leptina produzido pelo tecido adiposo, ou seja, o aumento nos índices de massa corporal ligado à quantidade de gordura corporal do indivíduo.

CAPÍTULO 2
SAÚDE MENTAL

2.4. TRANSTORNO DE PERSONALIDADE

Autoria: Claudia Doppler

English	Brazilian Portuguese
Agreeableness	**Amabilidade**
Agreeableness is one of the Big Five personality traits. It refers to individuals who are perceived as kind, sympathetic, cooperative, warm, honest, and considerate.	**Amabilidade** inclui atributos como confiança, altruísmo, bondade, afeto e outros comportamentos pró-sociais. As pessoas que com muita amabilidade tendem a ser mais cooperativas, enquanto as que têm pouca amabilidade tendem a ser mais competitivas e às vezes até manipuladoras.
Antisocial Personality Disorder (ASPD)	**Transtorno de Personalidade Antissocial (TPAS)**
Antisocial personality disorder, sometimes called sociopathy, is a mental health condition in which a person consistently shows no regard for right and wrong and ignores the rights and feelings of others.	Pacientes com **transtorno de personalidade antissocial** podem expressar seu descaso pelos outros e pela lei destruindo propriedade, assediando outros ou roubando. Eles podem enganar, explorar, fraudar ou manipular as pessoas para conseguir o que querem (p. ex., dinheiro, poder, sexo).
Auditory verbal hallucination (AVH)	**Alucinação verbal auditiva (AVA)**
*An **auditory verbal hallucination** is the phenomenon of hearing voices in the absence of any speaker.*	Embora as **alucinações auditivas** sejam sintomas comuns de esquizofrenia e transtorno bipolar, 10 a 15 % da população geral saudável também as têm de vez em quando. Enquanto algumas pessoas com **alucinações auditivas** ouvem vozes em suas cabeças, outras podem ouvir sons ou ruídos diferentes.

Avoidant Personality Disorder (AVPD)	Transtorno de Personalidade Esquiva (TPE)
Avoidant personality disorder is characterized by extreme shyness and sensitivity to criticism from others and is known as a Cluster C personality disorder or one that involves anxious and fearful personality disorders.	Quem sofre do **transtorno de personalidade esquiva** quer, no fundo, se aproximar das pessoas, mas se sente pouco à vontade com elas. Tudo isso causa um sofrimento atroz. As características do quadro são muito semelhantes às do subtipo generalizado da fobia social e, frequentemente, um mesmo paciente recebe os dois diagnósticos.
Big 5 Personality Traits	**Traços de personalidade Big 5**
Many contemporary personality psychologists believe that there are five basic dimensions of personality, often referred to as the *"Big 5"* personality traits. The **Big 5 personality traits** are extraversion (also often spelled extroversion), agreeableness, openness, conscientiousness, and neuroticism.	Os cinco traços básicos de personalidade são uma teoria desenvolvida em 1949 e buscam identificar traços de caráter como uma forma de analisar o comportamento das pessoas. Essa é a conhecida teoria dos **traços de personalidade Big 5**.
Bingeing and purging	**Compulsão alimentar e purgação**
Bingeing and purging involves eating much larger amounts than normal (bingeing), then attempting to compensate by removing the food consumed from the body (purging).	O ciclo de **compulsão alimentar e purgação** é, tipicamente, realizado em segredo, criando sentimentos de vergonha, culpa e falta de controle.
Bipolar disorder	**Transtorno bipolar**
Bipolar disorder, also known as manic depression, is a mental health condition that affects moods, which can swing from one extreme to another. It is characterized by periods of depression and periods of abnormally elevated mood, known as mania or hypomania.	Sintomas do **transtorno bipolar** incluem períodos de depressão e bom humor; mudanças no comportamento, níveis de energia e de atividade; oscilações de humor podendo variar de extremamente "para cima" ou irritável a muito "para baixo" ou sem esperança, e episódios maníacos podendo durar pelo menos 7 dias ou ser graves o suficiente para exigir cuidados médicos imediatos

Borderline Personality Disorder (BPD)	Transtorno de personalidade borderline (TPB)
People with **borderline personality disorder** have a strong fear of abandonment or being left alone. Even though they want to have loving and lasting relationships, the fear of being abandoned often leads to mood swings and anger. It also leads to impulsiveness and self-injury that may push others away.	O **transtorno de personalidade borderline** é caracterizado por um padrão generalizado de instabilidade e hipersensibilidade nos relacionamentos interpessoais, instabilidade na autoimagem, flutuações extremas de humor e impulsividade. O diagnóstico é por critérios clínicos e o tratamento é com psicoterapia e, às vezes, medicamentos.
Brief psychotic disorder	Transtorno psicótico breve
Brief psychotic disorder is a type of psychosis that lasts for less than 1 month. It is characterized by a sudden onset of psychotic symptoms, which may include delusions, hallucinations, disorganized speech or behavior, or catatonic behavior. Symptoms generally last at least a day, but not more than a month, and there is an eventual return to full baseline functioning.	O indivíduo com **transtorno psicótico breve** pode apresentar comprometimento de atividades corriqueiras, como dificuldade em se alimentar ou realizar tarefas básicas de higiene, podendo ser necessário uma supervisão contínua de familiares. Nesse moment há maiores chances de ocorrer ações incentivadas por seus delírios, a exemplo de comportamento violento ou suicídio.
Cluster A personality disorders	Transtornos de personalidade do Cluster A
Cluster A personality disorders are a group of mental health conditions characterized by odd or eccentric behavior, social isolation, and a lack of emotional expression.	**Transtornos de personalidade do Cluster A** geralmente compartilham certos traços comuns, incluindo isolamento social, comportamento estranho ou excêntrico, falta de expressão emocional e desconfiança.
Cluster B personality disorders	Transtornos de personalidade do Cluster B
The four types of **Cluster B personality disorders** are: Antisocial Personality Disorder (ASPD), Borderline Personality Disorder (BPD), Histrionic Personality Disorder (HPD) and Narcissistic Personality Disorder (NPD).	Os **transtornos de personalidade do Cluster B** compartilham certos traços e características, incluindo comportamento errático ou dramático, desregulação emocional, impulsividade, dificuldade com relacionamentos e Falta de empatia.

Cluster C personality disorders

Cluster C personality disorders are a group of personality disorders that are characterized by long-term feelings of anxiety and insecurity. They are categorized into three main types: Avoidant Personality Disorder (AVPD), Dependent Personality Disorder (DPD) and Obsessive-Compulsive Personality Disorder (OCPD).

Transtornos de personalidade do Cluster C

Pessoas com **transtornos de personalidade do Cluster C** convivem com fortes sentimentos de dúvida, ansiedade e medo. Essas características dominantes são tipicamente persistentes e evidentes em todas as situações e ao longo do tempo, causando muito sofrimento e impactando várias áreas da vida, incluindo relacionamentos e autoestima.

Cognitive-Behavioral Therapy (CBT)

Cognitive behavioral therapy (CBT) is a form of psychological treatment that has been demonstrated to be effective for a range of problems including depression, anxiety disorders, alcohol and drug use problems, marital problems, eating disorders, and severe mental illness. Numerous research studies suggest that CBT leads to significant improvement in functioning and quality of life.

Terapia Cognitivo-Comportamental (TCC)

A **Terapia Cognitivo-Comportamental** entende a forma como o ser humano interpreta os acontecimentos como aquilo que nos afeta, e não os acontecimentos em si. Ou seja: é a forma como cada pessoa vê, sente e pensa com relação à uma situação que causa desconforto, dor, incômodo, tristeza ou qualquer outra sensação negativa.

Cyclothymia

Cyclothymia symptoms are similar to those of bipolar I or II disorder, but they're less severe. When a person has cyclothymia, they can typically function in their daily lives, though not always well. The unpredictable nature of their mood shifts may significantly disrupt their lives because they never know how they're going to feel.

Ciclotimia

Ciclotimia ou transtorno ciclotímico, é um transtorno de humor em que a pessoa experimenta momentos de depressão ou euforia subitamente. Possui algumas semelhanças com o transtorno bipolar, mas a diferença principal está na intensidade das oscilações de humor e quantidade de crises.

Deceitfulness

Deceitfulness, as a personality trait, refers to the inclination or propensity of an individual to engage in deception and dishonesty in various contexts and for various purposes Deceitfulness is often treated as part of a larger mental health condition, such as narcissistic personality disorder or antisocial personality disorder.

Desonestidade

As pessoas definidas por **desonestidade** mostram uma clara falta de consciência psicossocial. Assim, não possuem empatia e sempre têm um objetivo instrumental: tentam obter algo em troca e sempre estão buscam tirar vantagens de todas as situações.

Delusional disorder	Transtorno delirante
Delusional disorder is a type of psychotic disorder. Its main symptom is the presence of one or more delusions. Delusional disorder most often occurs in middle to late life, with the average age of onset being 40 years.	Quem sofre de **transtorno delirante** acredita nos seus delírios mesmo quando são apresentadas provas incontestáveis de que estes não espelham a realidade. Estes delírios confundem-se com a vida real e tanto podem não ser verdadeiros de todo, como constituírem exageros não compatíveis com a realidade.
Dependent Personality Disorder (DPD)	**Transtorno de Personalidade Dependente (TPD)**
Dependent personality disorder (DPD) is a personality disorder characterized by a pervasive psychological dependence on other people. It is a long-term condition in which people depend on others to meet their emotional and physical needs.	Pacientes com **transtorno da personalidade dependente** não acham que possam cuidar de si mesmos. Eles utilizam a submissão para tentar fazer os outros cuidarem deles. Pacientes com esse transtorno muitas vezes deixam que outros, geralmente uma única pessoa, assumam a responsabilidade por muitos aspectos de suas vidas.
Dialectical-Behavioral Therapy (DBT)	**Terapia Comportamental Dialética (DBT)**
Dialectical behavior therapy (DBT) is a structured program of psychotherapy with a strong educational component designed to provide skills for managing intense emotions and negotiating social relationships.	A **terapia comportamental dialética** é considerada a abordagem mais efetiva para pacientes com transtorno da personalidade Borderline. Também tem se mostrado eficaz no tratamento de transtorno do humor bipolar, transtornos alimentare, e transtorno de estresse pós-traumátic, entre outros.
Diagnostic and Statistical Manual of Mental Disorders (DSM)	**Manual Diagnóstico e Estatístico de Transtornos Mentais (DSM)**
*The **Diagnostic and Statistical Manual of Mental Disorders (DSM)** is a publication by the American Psychiatric Association (APA) for the classification of mental disorders using a common language and standard criteria.*	A primeira versão do **Manual Diagnóstico e Estatístico de Transtornos Mentais (DSM)** surgiu em 1952, como suporte ao tratamento de traumas e doenças mentais que causavam sofrimento aos veteranos da Segunda Guerra Mundial.

Dysthymia

Dysthymia *is a milder, but long-lasting form of depression. It's also called persistent depressive disorder, and people with this condition may also have bouts of major depression at times.*

Distimia

Distimia tem como principal sintoma a irritabilidade, além de mau humor, baixa autoestima, desânimo, tristeza e predominância de pensamentos negativos.

Early Maladaptive Schemas (EMS)

Early Maladaptive Schemas (EMS) *are pervasive and long-standing patterns of thinking, feeling, and behaving that develop in childhood and adolescence. These schemas are deeply ingrained and influence an individual's perception of themselves and the world around them. They can be thought of as "lenses" through which people view themselves and others, shaping their relationships, emotions, and behaviors.*

Esquemas Iniciais Desaptativos (EID)

Os **Esquemas Iniciais Desaptativos (EIDs)** são definidos como padrões emocionais e comportamentais que orientam o modo de agir no mundo e são desenvolvidos na infância para lidar com situações difíceis. No entanto, ao longo do tempo, esses esquemas podem se tornar desadaptativos e interferir na interação social da pessoa e moldar sua personalidade.

Emotional blackmail

Emotional blackmail *is a type of manipulation where an individual uses another person's emotions to control their behavior or achieve a desired goal. This can take many forms, including threats, guilt trips, and emotional appeals. Emotional blackmailers often use fear, obligation, and guilt to manipulate others into doing what they want.*

Chantagem emocional

Chantagem emocional é um comportamento que está frequentemente presente em todos os tipos de relacionamentos, sejam eles românticos, familiares ou sociais, onde há uma pessoa com perfil dominante ou autoritário.

Euthymia

In medicine, **euthymia** *is often used to describe a state of mental health characterized by a balance of mood and emotional stability. This concept is particularly relevant in the context of mood disorders, such as depression and bipolar disorder, where euthymia is often seen as a desirable state.*

Eutimia

Eutimia é um conceito que tem sido explorado em vários contextos, incluindo filosofia, psicologia e medicina. Em essência, eutimia se refere a um estado de serenidade, calma e estabilidade da mente e da alma.

Exposure and Response Prevention (ERP)

*Exposure and Response Prevention (ERP) is a form of cognitive behavioral therapy (CBT) used to treat a variety of conditions, including anxiety, phobias, and eating disorders. It is considered the gold-standard treatment for obsessive-compulsive disorder (OCD). **ERP** is designed to gradually reduce the anxiety that feeds obsessions and compulsions.*

Exposição e Prevenção de Resposta (EPR)

Exposição e Prevenção de Resposta (EPR) envolve dois componentes principais: exposição e prevenção de resposta. A exposição envolve mover-se ativamente em direção a estímulos antes evitados, como um objeto ou situação temida, para retreinar a resposta de medo no cérebro. A prevenção de resposta envolve resistir ao desejo de realizar comportamentos compulsivos, como rituais ou hábitos, que são desencadeados pelos estímulos temidos.

Extraversion (or extroversion)

*Extraversion is one of the Big Five personality traits. It indicates how outgoing and social a person is. A person who scores high in **extraversion** on a personality test is often the life of the party, enjoying being with people, participating in social gatherings, and being full of energy. On the other hand, a person low in extraversion is less outgoing and is more comfortable working alone.*

Extroversão

A **extroversão** pode ter efeitos positivos e negativos na vida das pessoas. Os efeitos positivos incluem maior satisfação social, maior confiança, e maior criatividade. Efeitos negativos da **extroversão** incluem maior estresse e maior conflito.

Generalized Anxiety Disorder (GAD)

Generalized Anxiety Disorder (GAD) is a mental health condition characterized by excessive, uncontrollable, and often irrational worry about everyday issues and situations. It is a common anxiety disorder that can affect anyone, regardless of age, background, or circumstances.

Transtorno de Ansiedade Generalizada (TAG)

Transtorno de ansiedade generalizada é uma condição comum de saúde mental que afeta aproximadamente 264 milhões de pessoas no mundo todo, sendo um dos motivos mais comuns para consultas médicas. Pessoas com **TAG** podem apresentar sintomas físicos como pulsação acelerada, sudorese, tremor, dificuldade em respirar, náusea ou desconforto abdominal, dor de cabeça e fadiga.

Histrionic Personality Disorder (HPD)

Histrionic personality disorder (HPD) is a chronic, enduring psychiatric condition characterized by a consistent pattern of pervasive attention-seeking behaviors and exaggerated emotional displays. The condition is usually life-long and treatment-resistant, with onset typically in late adolescence or early adulthood.

Transtorno de Personalidade Histriônica (TPH)

Pessoas com **Transtorno de Personalidade Histriônica (TPH)** condição tendem a ser o centro das atenções, e quando não são, podem agir dramaticamente. Além disso, podem exagerar nas emoções, ser teatrais, agir de modo submisso, se colocar em posições desagradáveis e ter dificuldade em manter relacionamentos saudáveis, devido ao seu comportamento instável e manipulativo.

Hoarding disorder

*People with **hoarding disorder** have persistent difficulty getting rid of or parting with possessions due to a perceived need to save the items. Attempts to part with possessions create considerable distress and lead to decisions to save them.*

Transtorno de acumulação compulsiva

Na **acumulação compulsiva** de animais, a pessoa acumula mais animais de estimação que cabem naquele espaço ou para os quais ela consiga arcar com os custos de alimentação ou de atendimento veterinário. A pessoa deixa os animais viverem em situações anti-higiênicas. Frequentemente, o local fica abarrotado de animais e eles perdem peso e/ou adoecem.

Ilness anxiety disorder

Illness anxiety disorder, also known as health anxiety disorder, is a mental health condition that causes almost constant worry about having or getting a serious illness.

Transtorno de ansiedade por doença

Pessoas com **transtorno de ansiedade por doença** - anteriormente conhecida como hipocondria - podem interpretar erroneamente as funções corporais típicas como sinais de doença.

Intermitent Explosive Disorder (IED)

*Intermittent explosive disorder (IED) is a mental health disorder characterized by short periods of intense, unexpected anger and violent behavior. These feelings seem to come out of nowhere, and individuals with **IED** often feel they have no control over their anger.*

Transtorno Explosivo Intermitente (TEI)

Os episódios relacionados ao **transtorno explosivo intermitente** (TEI) são precedidos, na maioria das vezes, por um fator estressante e, sucedidos por intenso arrependimento. O **TEI**, apesar de existir na literatura há pouco mais de 30 anos, ainda é uma desordem mental bastante desconhecida.

Major Depressive Disorder (MDD)	Transtorno Depressivo Maior (TDM)
Major Depressive Disorder, also known as clinical depression, is a significant medical condition that can affect many areas of a person's life. It affects mood, behavior, and various physical functions, such as appetite and sleep.	Normalmente, os sintomas do **transtorno depressivo maior** perduram por cerca de duas semanas seguidas, o que inviabiliza o sujeito a fazer quaisquer tipos de atividades, por mais simples que sejam. Além de serem intensos, os sintomas também são crônicos, o que alimenta uma resistência ao tratamento por parte dos pacientes.
Maladaptative thought	Pensamento desadaptativo
Maladaptive thought refers to a pattern of thinking that is harmful, unhelpful, and prevents an individual from adapting to new or challenging situations. It can be a habituated way of thinking that develops as a result of past experiences, trauma, or learned behaviors.	**Pensamentos desadaptativos** podem levar a uma série de consequências negativas, incluindo sofrimento emocional (ansiedade, depressão ou outros problemas de saúde mental), isolamento social (dificuldade em formar ou manter relacionamentos devido a conversas internas negativas ou comportamentos de evitação), estagnação (falha em se adaptar a novas situações ou desafios, levando à estagnação no crescimento pessoal ou profissional).
Narcissistic Personality Disorder (NPD)	Transtorno de Personalidade Narcisista (TPN)
Narcissistic Personality Disorder (NPD) is a complex psychological condition characterized by a pervasive pattern of grandiosity, a need for admiration, and a lack of empathy. Individuals with **NPD** often present with an exaggerated sense of self-importance, a deep need for admiration, and a lack of empathy for others.	As causas do **transtorno de personalidade narcisista** não são totalmente claras, mas acredita-se que uma combinação de fatores genéticos, biológicos e ambientais possa desempenhar um papel no desenvolvimento desse transtorno. Certas pesquisas indicam que experiências traumáticas na infância, como abuso ou negligência, podem contribuir para o desenvolvimento do **TPN**, assim como a superproteção excessiva por parte dos pais

Neuroticism

Neuroticism is one of the Big Five personality traits. It is a broad personality trait dimension in psychology and development, representing the degree to which a person experiences the world as distressing, threatening, and unsafe. It is a negative personality trait involving negative emotions, poor self-regulation, trouble dealing with stress, a strong reaction to perceived threats, and the tendency to complain.

Neuroticismo

Indivíduos com alto **neuroticismo** tendem a experimentar instabilidade emocional e sentimentos negativos; ansiedade, preocupação e medo; irritabilidade e raiva; dúvida sobre si mesmo e depressão; reação exagerada ao estresse e ameaças percebidas; dificuldade em administrar emoções e impulsos.

Obsesive-Compulsive Disorder (OCD)

Obsesive-Compulsive Disorder is a mental illness that causes repeated unwanted thoughts or urges (obsessions) and can cause individuals to perform certain actions over and over again (compulsions). It can significantly interfere with daily activities and social interactions.

Transtorno Obsessivo-Compulsivo (TOC)

Alguns exemplos do **transtorno obsessivo-compulsivo** são: preocupação excessiva com limpeza e higiene pessoal, dificuldade para pronunciar certas palavras, indecisão diante de situações corriqueiras por medo que uma escolha errada possa desencadear alguma desgraça, pensamentos agressivos relacionados com morte, acidentes ou doenças.

Obsesive-Compulsive Personality Disorder (OCPD)

Obsessive-compulsive personality disorder (OCPD) is a mental health condition characterized by a pervasive pattern of preoccupation with orderliness, perfectionism, and mental and interpersonal control, at the expense of flexibility, openness, and efficiency. This disorder typically begins by early adulthood and is present in a variety of contexts.

Transtorno de Personalidade Obsessivo-Compulsiva (TPOC)

Pessoas com **transtorno de personalidade obsessivo-compulsiva** tendem a ter bastante atenção aos detalhes, que junto com o perfeccionismo e a rigidez pode acabar prejudicando a realização de tarefas no dia-a-dia, seja por tomar mais tempo do que o necessário ou por não conseguir delegar e pedir ajuda para outras pessoas.

Opennes to experience

Opennes to experience is one of the Big Five personality traits. It is characterized by a person's willingness to try new things, explore new ideas, and be open to different perspectives. Individuals high in openness to experience tend to be imaginative, curious, and enjoy learning and experiencing new things.

Abertura à experiência

A **abertura à experiência** está ligada à exploração, imaginação, curiosidade em descobrir coisas novas, receptividade à novidade, novas vivências, e está positivamente ligado à criatividade e performance no trabalho, mas também à cautela, apego à rotina e planejamento.

Paraphrenia

Paraphrenia is a mental condition characterized by paranoid delusions and, in some cases, hallucinations. It is a chronic psychotic disorder that sets in after the age of 40, and is often diagnosed alongside other conditions such as schizoaffective disorder or delusional disorder.

Parafrenia

A pessoa que sofre de **parafrenia** não consegue evitar a sensação de ser perseguida por outras pessoas e por isso tendem a se isolar. Podem ser agressivas com pessoas que se aproximam e normalmente recusam ajuda e tratamento médico ou psicológico. A paranoia pode ser um dos primeiros sintomas de um deterioro cognitivo maior.

Paranoid Personality Disorder (PPD)

Paranoid Personality Disorder (PPD) is a mental health condition characterized by a long-term pattern of distrust and suspicion of others without adequate reason to be suspicious. People with **PPD** often believe that others are trying to demean, harm, or threaten them, and they may be hypersensitive, easily insulted, and habitually relate to the world by vigilant scanning of the environment for clues or suggestions that may validate their fears or biases.

Transtorno de Personalidade Paranoide (TPP)

Geralmente, o **transtorno de personalidade paranoide** começa na adolescência e no início da fase adulta, mas pode ser observado também em crianças, sendo mais frequente em homens do que em mulheres. Essas pessoas comumente são consideradas estranhas e peculiares. Pesquisam estimam que o **TPP** afeta entre 2,3% e 4,4% da população mundial.

Passive-Agressive Personality Disorder (PAPD)

Passive-aggressive personality disorder (PAPD) is a condition where a person does not directly express negative feelings, but instead expresses them indirectly and subtly. This behavior can be frustrating and challenging for others to deal with.

Transtorno de Personalidade Passivo-Agressiva (TPPA)

Pessoas com o **transtorno de personalidade passivo-agressiva** não lidam com suas atitudes, ou seja, age de uma forma agressiva indiretamente. Assim, elas, ao invés de expressar seus sentimentos contrários à uma situação, expressam sua insatisfação através de ações. A procrastinação ou o ato de não realizar o que foi pedido ou sugerido são exemplos dessas ações.

Post-traumatic stress disorder (PTSD)

Post-traumatic stress disorder (PTSD) is a mental health disorder that some people develop after they experience or witness a traumatic event. The traumatic event may be life-threatening, such as combat, a natural disaster, a car accident, or sexual assault. But sometimes the event is not necessarily a dangerous one.

Transtorno de Estresse Pós-Traumático (TSPT)

O **transtorno de estresse pós-traumático** é caracterizada por pensamentos intrusivos, pesadelos e flashbacks; esquiva de lembranças do trauma; cognições negativas e mau humor; hipervigilância e distúrbios do sono. É comum também que a pessoa que sofre do transtorno de estresse pós-traumático tenha sentimentos de tristeza, medo ou raiva com frequência, e podem sentir que estão alienadas do mundo e das outras pessoas.

Psychotic Depression

Psychotic depression is a severe form of depression where individuals experience the usual symptoms of depression, such as feelings of sadness, hopelessness, and loss of interest in activities, along with hallucinations and delusions.

Depressão psicótica

Os sintomas da **depressão psicótica** incluem alucinações, delírios, comportamentos estranhos, sentimento de perseguição, alteração de sentimentos, grande período sem realização de uma atividade prazorosa, como se a pessoa estivesse em transe.

Schizoid Personality Disorder (SPD)

Schizoid Personality Disorder (SPD) is a type of eccentric personality disorder characterized by social isolation and feelings of indifference toward other people. Individuals with this disorder tend to avoid social interactions, seem aloof or lacking in personality, and have limited social expression.

Transtorno de Personalidade Esquizoide (TPE)

Sintomas do transtorno de personalidade esquizoide são: desapego social e interpessoal, alcance emocional limitado, falta de interesse nas relações sociais, dificuldade em se conectar com outras pessoas em um nível emocional, evitar situações sociais, dificuldade em formar e manter relacionamentos, gama limitada de emoções nos relacionamentos

Schizoaffective disorder (SAD)

Schizoaffective disorder (SZD) is a chronic mental illness that combines symptoms of schizophrenia and a mood disorder. It is characterized by the presence of both psychotic symptoms (such as hallucinations and delusions) and mood symptoms (such as depression or mania).

Transtorno esquizoafetivo (TE)

Os sintomas do **transtorno esquizoafetivo** podem variar muito, mas podem incluir alucinações e/ou delírios, sentimentos de intensa tristeza ou depressão, episódios maníacos com aumento de energia e atividade, pensamento e comportamento confusos, afeto plano ou inadequado (expressão emocional), depressão ou mania. Estima-se que o **TE** afete aproximadamente 0,3% da população.

Schizophrenia spectrum and other psychotic disorders

Schizophrenia spectrum and other psychotic disorders include schizophrenia, schizoaffective disorder, schizophreniform disorder, brief psychotic disorder, delusional disorder, shared psychotic disorder, substance-induced psychotic disorder, and paraphrenia.

Espectro da esquizofrenia e outros transtornos psicóticos

Os **transtornos do espectro da esquizofrenia** são definidos por anormalidades em um ou mais dos cinco domínios a seguir: delírios, alucinações, pensamento (fala) desorganizado, comportamento grosseiramente desorganizado ou catatônico e sintomas negativos. pacientes psicóticos tipicamente têm um insight prejudicado, ou seja, uma precária consciência da sua doença, dos seus sintomas e da sua condição em geral.

Schizophreniform disorder	Transtorno esquizofreniforme
Schizophreniform disorder is a mental disorder characterized by symptoms similar to those of schizophrenia, but with a shorter duration. It is a type of psychosis that lasts for at least one month but less than six months. The symptoms of schizophreniform disorder are identical to those of schizophrenia.	O **transtorno esquizofreniforme** ocorre mais comumente em indivíduos que tem familiares com esquizofrenia ou transtorno afetivo bipolar (ou transtorno maníaco depressivo) e muitos, inclusive, depois de acometidos pelo **transtorno esquizofreniforme**, mantém o diagnóstico de bipolaridade. A exata causa da doença é desconhecida.
Schizotypal Personality Disorder (STPD)	**Transtorno de Personalidade Esquizotípica (TPE)**
Schizotypal Personality Disorder (STPD) is a mental health condition characterized by a pattern of social and interpersonal difficulties, as well as unusual thinking and behavior. People with this disorder are often described as odd or eccentric, and they usually have few, if any, close relationships.	Os **sintomas do transtorno de personalidade esquizotípica** podem variar de pessoa para pessoa, mas podem incluir ideias de referência, crenças incomuns, ilusões perceptivas, pensamento e fala estranhos, suspeita, afeto inapropriado, comportamento estranho, falta de amigos e ansiedade social paranóica.
Seasonal Affective Disorder (SAD)	**Transtorno Afetivo Sazonal (TAS)**
Seasonal Affective Disorder (SAD) is a type of depression that occurs during specific seasons of the year, typically fall or winter. It is thought that shorter days and less daylight may trigger a chemical change in the brain, leading to symptoms of depression.	O tratamento para o **transtorno afetivo sazonal** inclui terapia de luz (fototerapia), psicoterapia e medicamentos. As pessoas afetadas pelo **TAS** apresentam geralmente um quadro depressivo recorrente, isto é, que se repete anualmente neste período, mas podem também desenvolver o transtorno bipolar - transtorno de humor com oscilações de humor entre depressão e mania (euforia) - sendo que ocorrem restrições na capacidade geral da pessoa.

Shared psychotic disorder	Psicose compartilhada
Shared psychotic disorder, also known as folie à deux, is a rare delusional disorder shared by two or more people with close emotional ties. It is characterized by the influence of one person, known as the "inducer" or "primary," who has a psychotic disorder with delusions, on another person, known as the "induced" or "secondary," who does not have a psychotic disorder.	A **psicose compartilha**da gera alucinações compartilhadas, que podem variar de acordo com o diagnóstico do indutor. Como exemplo, pode-se citar a crença de que a família está sob influência de forças estranhas ou absorvendo radiação de algum equipamento e, por isso, todos têm sentido náuseas ou diarreia e compartilham sintomas comuns.
Somatic symptom disorder (SSD)	Transtorno de sintomas somáticos (TSS)
Somatic symptom disorder is characterized by an extreme focus on physical symptoms — such as pain or fatigue — that causes major emotional distress and problems functioning. The individual may or may not have another diagnosed medical condition associated with these symptoms, but their reaction to the symptoms is not normal.	O indivíduo com **transtorno de sintomas somáticos** muitas vezes pensa o pior sobre seus sintomas e frequentemente procura atendimento médico, continuando em busca de uma explicação mesmo quando outras condições graves foram excluídas. As preocupações com a saúde podem se tornar um foco tão central na vida da pessoa vida que fica difícil viver normalmente, e às vezes isso leva à incapacidade.

CAPÍTULO 3
SAÚDE DA MULHER E DO FETO

3.1. CONTRACEPÇÃO FEMININA

Autoria: Marcelo Porto

English	Brazilian Portuguese
abnormal uterine bleeding (AUB)	**sangramento uterino anormal (SUA)**
*The doctor recommended a biopsy to determine the cause of the **abnormal uterine bleeding (AUB)**.*	O **sangramento uterino anormal (SUA)** persistente levou à investigação de possíveis causas hormonais.
adverse effects	**efeitos adversos**
*After starting the new birth control, she experienced **adverse effects** like nausea and mood swings.*	Ela relatou **efeitos adversos** como tontura e fadiga após iniciar o tratamento.
amenorrhea	**amenorreia**
***Amenorrhea** can be caused by various factors including stress and excessive exercise.*	O tratamento para **amenorreia** incluiu ajustes na dieta e terapia hormonal.
barrier methods	**métodos de barreira**
*They decided to use **barrier methods**, like condoms, to prevent pregnancy and reduce the risk of STIs.*	Os **métodos de barreira**, como preservativos, são essenciais para reduzir o risco de infecções.
contraceptive patch	**adesivo anticoncepcional**
*She decided to try the **contraceptive patch** for its weekly application schedule.*	Após consultar o médico, ela escolheu o **adesivo anticoncepcional**.
bleeding patterns	**padrões de sangramento**
*She noticed changes in her **bleeding patterns** after switching to a different contraceptive pill.*	O médico monitorou seus **padrões de sangramento** para ajustar o tratamento.
COCs	**AOCs/COCs**
*Her doctor recommended **COCs** for their dual benefit of regulating periods and providing contraception.*	Ela preferiu **AOCs** pela sua eficácia comprovada.

combined hormonal contraceptives

*She prefers **combined hormonal contraceptives** because they are easy to use and highly effective.*

anticoncepcionais hormonais combinados

Seu médico sugeriu **anticoncepcionais hormonais combinados** para melhor controle do ciclo menstrual.

combined oral contraceptives

*The clinic offers several types of **combined oral contraceptives** to suit different needs.*

anticoncepcionais orais combinados

Seu médico recomendou **anticoncepcionais orais combinados** para melhor eficácia.

condom

*He always carries a **condom** to ensure he practices safe sex.*

preservativo

Ele sempre tinha um **preservativo** à mão para proteção.

contraception

*They discussed various **contraception** options to find the best fit for their lifestyle.*

contracepção

A **contracepção** é crucial para o planejamento familiar.

contraceptive

*The **contraceptive** she chose helped her manage her menstrual cramps as well.*

anticoncepcional

Escolher o **anticoncepcional** certo foi importante para seu estilo de vida.

contraceptive methods

*The workshop covered all **contraceptive methods**, from pills to implants.*

métodos contraceptivos

Os **métodos contraceptivos** variam em eficácia e conveniência.

Cu-IUD

*She opted for a **Cu-IUD** because it is hormone-free and long-lasting.*

DIU com cobre

O **DIU com cobre** pode ser uma opção para mulheres que preferem evitar hormônios.

dysmenorrhea

*She takes medication to manage the pain caused by **dysmenorrhea**.*

dismenorreia

O médico recomendou exercícios físicos para aliviar a **dismenorreia**.

EC	CE
She took **EC** after the condom broke to prevent an unplanned pregnancy.	A farmácia local oferece **CE** sem necessidade de receita médica.
ectopic pregnancy	**gravidez ectópica**
The ultrasound confirmed it was an **ectopic pregnancy**, requiring immediate medical attention.	A **gravidez ectópica** é uma condição séria que requer atenção médica urgente.
emergency contraception	**contracepção de emergência**
She keeps **emergency contraception** at home just in case of contraceptive failure.	A **contracepção de emergência** está disponível em todas as farmácias da cidade.
estrogen	**estrogênio**
Her **estrogen** levels were low, so her doctor suggested a hormone replacement therapy.	O **estrogênio** é um hormônio crucial para a saúde feminina.
etonogestrel implant	**implante de etonogestrel**
She decided on an **etonogestrel implant** for its convenience and efficacy.	O **implante de etonogestrel** oferece proteção contraceptiva de longa duração.
fertility	**fertilidade**
They visited a specialist to discuss their **fertility** concerns after trying to conceive for a year.	A **fertilidade** pode ser afetada por vários fatores, incluindo idade e condições de saúde.
hormonal methods	**métodos hormonais**
The doctor explained the different **hormonal methods** available, including pills, patches, and rings.	Ela optou por **métodos hormonais** para regular seu ciclo menstrual.
hormone replacement therapy	**terapia de reposição hormonal**
After discussing her symptoms, her doctor recommended **hormone replacement therapy** to manage menopause.	A **terapia de reposição hormonal** ajudou a aliviar seus sintomas de menopausa.

CONTRACEPÇÃO FEMININA | 71

implant insertion	**inserção de implante**
The **implant insertion** was quick, and she only felt a slight pinch.	A **inserção do implante** foi rápida, e ela sentiu apenas um leve beliscão.
injectable contraceptives	**anticoncepcionais injetáveis**
Injectable contraceptives are a good option for those who may forget to take a daily pill.	Ela preferiu **anticoncepcionais injetáveis** pela conveniência.
intrauterine device	**dispositivo intrauterino**
She scheduled an appointment to get an **intrauterine device** for long-term birth control.	Ela pesquisou sobre o **dispositivo intrauterino** antes de tomar sua decisão.
IUD	**DIU**
The **IUD** was inserted during her routine visit, and she was advised to check for its strings monthly.	Ela escolheu o **DIU** por sua eficácia e baixa manutenção.
LARC	**LARC/CRLD**
LARC methods are becoming more popular due to their reliability and low maintenance.	Os métodos de **LARC** estão se tornando mais populares devido à sua confiabilidade e baixa manutenção.
levonorgestrel-releasing intrauterine system	**sistema intrauterino liberador de levonorgestrel**
The **levonorgestrel-releasing intrauterine system** helped her reduce heavy menstrual bleeding.	O **sistema intrauterino liberador de levonorgestrel** é uma escolha popular para controle de natalidade.
LNG-IUS	**SIU-LNG**
Her gynecologist recommended the **LNG-IUS** for its long-term protection and minimal side effects.	**SIU-LNG** oferece uma solução de contracepção eficaz e de baixa manutenção.

long-acting reversible contraception	**contracepção reversível de longa duração**
Long-acting reversible contraception is ideal for those who want to delay pregnancy for several years.	Ela optou por um DIU, uma forma de **contracepção reversível de longa duração**.
luteal phase	**fase lútea**
During the *luteal phase* of her cycle, she noticed an increase in body temperature.	Ela aprendeu sobre os sinais e sintomas da **fase lútea**, parte importante do ciclo menstrual para monitorar a fertilidade.
menopause	**menopausa**
She started experiencing hot flashes and mood swings as she approached *menopause*.	A **menopausa** trouxe novos desafios para sua saúde, mas ela encontrou apoio em um grupo de suporte.
menstrual cycle	**ciclo menstrual**
She tracked her *menstrual cycle* using an app to understand her fertility patterns.	Ele monitora o **ciclo menstrual** da parceira para melhor planejamento familiar.
menstrual disorders	**distúrbios menstruais**
Her *menstrual disorders* included severe cramps and irregular periods, which affected her daily life.	Os **distúrbios menstruais** podem afetar a qualidade de vida de muitas mulheres.
morning-after pills	**pílulas do dia seguinte**
Morning-after pills are effective if taken within 72 hours after unprotected sex.	Ela comprou **pílulas do dia seguinte** na farmácia local como uma medida de emergência.
natural family planning	**planejamento familiar natural**
They chose *natural family planning* as their preferred method of contraception.	O **planejamento familiar natural** envolve monitorar os sinais de fertilidade.
ovulation	**ovulação**
She used an *ovulation* predictor kit to identify her most fertile days.	Ela monitorou sua **ovulação** para planejar melhor sua gravidez.

pill	**pílula**
She set a daily alarm to remind herself to take her contraceptive **pill**.	A **pílula** ajudou a regular seu ciclo menstrual.
postpartum contraception	**contracepção pós-parto**
They discussed **postpartum contraception** options during her last prenatal visit.	O planejamento de **contracepção pós-parto** ajuda a espaçar as gestações.
postpartum family planning	**planejamento familiar pós-parto**
Postpartum family planning was an important topic at the new parents' seminar.	O **planejamento familiar pós-parto** ajuda a garantir a saúde da mãe e do bebê.
premenstrual syndrome (PMS)	**síndrome pré-menstrual (SPM)**
Her **premenstrual syndrome (PMS)** symptoms included bloating, irritability, and headaches before her period.	Ela procurou tratamento para aliviar os sintomas da **síndrome pré-menstrual (SPM)**.
progestin-only pills	**pílulas de progestagênio**
Progestin-only pills are suitable for women who cannot take estrogen.	As **pílulas de progestagênio** foram eficazes para controlar seus sintomas.
reproductive health	**saúde reprodutiva**
Comprehensive **reproductive health** services include contraception, STI testing, and fertility counseling.	Eles visitaram uma clínica de **saúde reprodutiva** para uma consulta completa.
reproductive planning	**planejamento reprodutivo**
Reproductive planning helped them decide when to start a family.	O **planejamento reprodutivo** envolve considerar vários fatores, incluindo idade e saúde.
return to fertility	**retorno da fertilidade**
She was relieved to learn that her **return to fertility** would be quick after stopping the pill.	O médico discutiu o que esperar quanto ao **retorno da fertilidade** após a interrupção do uso de contraceptivos.

risk of pregnancy	risco de gravidez
*They discussed the **risk of pregnancy** with different contraceptive methods.*	O **risco de gravidez** é uma consideração importante ao escolher um método contraceptivo.
septic abortion	**aborto séptico**
*The patient was admitted to the hospital with complications from a **septic abortion**.*	Complicações do **aborto séptico** exigiram uma cirurgia de emergência.
unintended pregnancy	**gravidez indesejada**
*The counselor provided information on how to prevent **unintended pregnancy**.*	A **gravidez indesejada** pode ser evitada com o uso correto de contraceptivos.
vaginal ring	**anel vaginal**
*She chose the **vaginal ring** for its convenience and low maintenance.*	O **anel vaginal** foi recomendado pelo seu médico devido aos baixos efeitos colaterais.

CAPÍTULO 3
SAÚDE DA MULHER E DO FETO

3.2. ENDOMETRIOSE

Autoria: Mônica Silva Carneiro

English	Brazilian Portuguese
asymmetrical thickening	**espessamento assimétrico**
Asymmetrical thickening of the myometrium is often seen in adenomyosis.	*Espessamento assimétrico* do miométrio é frequentemente observado na adenomiose.
abnormal uterine bleeding	**sangramento uterino anormal**
However, it has been gaining worldwide interest as it has become a multifaceted disease diagnosed by noninvasive imaging techniques in young women (2) with **abnormal uterine bleeding** (AUB), infertility, and pelvic pain and even in asymptomatic women (3)	O cenário epidemiológico da adenomiose mudou de uma doença típica identificada em mulheres multíparas, com idade superior a 40 anos, submetidas à histerectomia, para uma doença multifacetada diagnosticada também em mulheres jovens com **sangramento uterino anormal** (SUA), infertilidade, dor pélvica ou mesmo assintomáticas.
Acoustic Radiation Force Impulse Imaging - ARFI	**força de radiação acústica impulsiva**
Most SE systems utilize a manual transducer compression technique and measure tissue elasticity along the axis of compression, although strain can be created by an acoustic impulse emitted from the transducer (**acoustic radiation force impulse or ARFI**).	No início do século XXI, [...], aplicou uma técnica de imagens baseada na aplicação de **força de radiação acústica impulsiva** denominada acoustic radiation force impulse imaging (ARFI) para caracterizar as propriedade mecânicas do tecido biológico.
basalis layer	**camada basal**
The histologic diagnosis of adenomyosis is made by observing the presence of endometrial stroma and glands in the **basalis layer**.	O diagnóstico histológico de adenomiose é feito observando a presença de estroma e glândulas endometriais na **camada basal**.
circumferential vascularity	**vascularidade circunferencial**
Circumferential vascularity can also be present when there is an adenomyoma.	**Vascularidade circunferencial** também pode estar presente quando há um adenomioma.

Cystic areas	**Áreas císticas**

*The JZ can be irregular because of **cystic areas**.*

A JZ pode ser irregular por causa de **áreas císticas**.

cysts	**cistos**

*Adenomyosis can present with small **cysts** within the myometrium.*

A adenomiose pode se apresentar com pequenos **cistos** dentro do miométrio.

deeply infiltrating endometriosis	**Endometriose profunda infiltrativa**

*2D TVUS findings of adenomyosis were significantly associated with endometriosis (55.8% versus 25.7%; p=0.011, Table 1), with 45% **deeply infiltrating endometriosis** of the posterior compartment and 10% ovarian endometriomas associated with posterior compartment endometriosis.*

As lesões de **endometriose profunda infiltrativa** devem ser ressecadas cirurgicamente em pacientes sintomáticas.

dermoid plug	**nódulo dermoide**

*Typical appearances include a shadowing echodensity or **dermoid plug**; diffuse or regional high amplitude echoes; the tip of the iceberg sign; dermoid mesh; fat–fluid levels and intracystic floating balls.*

nódulo dermoide: nódulo ecogênico com sombra acústica posterior adjacente à parede de um tumor predominantemente cístico. Este nódulo corresponderia a cabelos, dentes e gordura.

diffuse adenomyosis	**adenomiose difusa**

***Diffuse adenomyosis** is characterized by endometrial tissue scattered diffusely within the myometrium.*

Não foi identificada em nosso estudo qualquer área sugestiva de adenomioma ao exame ecográfico endovaginal, e, portanto foram avaliados apenas casos de **adenomiose difusa**.

direct features	**marcadores diretos**

*There was consensus on the need to distinguish between **direct features** of adenomyosis, i.e. features indicating presence of ectopic endometrial tissue in the myometrium, and indirect features, i.e. features reflecting changes in the myometrium secondary to presence of endometrial tissue in the myometrium*

Os achados ecográficos, mesmo que **marcadores diretos** da doença, ainda não estão intimamente relacionados com sintomatologia específica.

disabling symptoms	**sintomas incapacitantes**
Adenomyosis has a major impact on the quality of life of affected women due to the very **disabling symptoms**.	A endometriose é uma doença benigna estrogénio-dependente e que muitas vezes se associa a **sintomas incapacitantes**, afetando a qualidade de vida
ectopic endometrium	**endométrio ectópico**
Adenomyosis is characterized by the presence of **ectopic endometrium** in the myometrium.	A adenomiose é caracterizada pela presença de **endométrio ectópico** no miométrio.
endometrial glands	**glândulas endometriais**
The histologic diagnosis of adenomyosis is made by observing the presence of endometrial stroma and **endometrial glands** in the myometrium.	O diagnóstico histológico de adenomiose é feito observando a presença de estroma endometrial e **glândulas endometriais** no miométrio.
endometrial stroma	**estroma endometrial**
The histologic diagnosis of adenomyosis is made by observing the presence of **endometrial stroma** and glands...	O diagnóstico histológico de adenomiose é feito observando a presença de **estroma endometrial** e glândulas...
fan-shaped shadowing	**sombreamento em forma de leque**
The overall agreement in well-defined lesions was good, although some features showed poor reproducibility (serosal contour, asymmetry, hyperechogenic rim and **fan-shaped shadowing**).	**Sombreamento em forma de leque** também é visto em miomas devido à presença de calcificações e / ou cistos.
fibroids	**fibromas**
Translesional vascularity is an indirect sign of adenomyosis, as opposed to **fibroids**.	A vascularidade translesional é um sinal indireto de adenomiose, ao contrário dos **fibromas**.
floating echogenic spherical structures	**estruturas ecogênicas, flutuantes e esféricas**
Floating echogenic spherical structures: Nondependent echogenic spheres may be associated with posterior acoustic shadowing and have been called dermoid balls.	cisto dermoide – cisto com debris e **estruturas ecogênicas, flutuantes e esféricas**.

focal adenomyosis	**adenomiose focal**

Our study demonstrated that **focal adenomyosis** of the outer myometrium, but not diffuse adenomyosis, was significantly associated with primary infertility in a reproductiveage population operated for benign gynecological disease.

Adenomiose focal, que se manifesta por meio de nódulos localizados chamados adenomiomas.

globular uterus	**útero globoso**

Consensus was reached on the presence of **globular uterus**.

Houve consenso sobre a presença de **útero globoso**.

histology	**histologia**

The **histologic** diagnosis of adenomyosis is made by observing the presence of endometrial stroma and glands in the myometrium.

O diagnóstico **histológico** de adenomiose é feito observando a presença de estroma e glândulas endometriais no miométrio.

hyperechogenic buds	**nódulos hiperecogênicos**

The JZ can be irregular because of cystic areas, hyperechogenic dots, and **hyperechogenic buds** and lines.

A JZ pode ser irregular por causa de áreas císticas, pontos hiperecogênicos e **nódulos hiperecogênicos** e linhas.

hyperechogenic dots	**pontos hiperecogênicos**

The JZ can be irregular because of cystic areas, **hyperechogenic dots**, and hyperechogenic buds and lines.

A JZ pode ser irregular por causa de áreas císticas, **pontos hiperecogênicos** e brotos e linhas hiperecogênicas.

hyperechogenic islands	**ilhas hiperecogênicas**

Hyperechogenic islands were defined as 'hyperechogenic areas within the myometrium and they may be regular, irregular or ill-defined'.

Ilhas hiperecogênicas foram definidas como 'áreas hiperecogênicas dentro do miométrio e podem ser regulares, irregulares ou mal definidas'.

hyperechoic	**hiperecoico**

On ultrasound, adenomyosis may present as **hyperechoic** areas within the myometrium.

No ultrassom, a adenomiose pode se apresentar como áreas **hiperecoicas** dentro do miométrio.

hypoechogenic stripes	**estrias hipoecogênicas**
Presence of **hypoechogenic stripes** behind the myometrial lesion.	Presença de **estrias hipoecogênicas** atrás da lesão miometrial.
hypoechogenic subendometrial halo	**halo subendometrial hipoecogênico**
The junctional zone (JZ) (also referred to as inner myometrium, archimyometrium or stratum subvasculare) is visible as a **hypoechogenic subendometrial halo**.	A zona juncional (ZJ) é visível como um **halo subendometrial hipoecogênico**.
indirect features	**marcadores indiretos**
Globular uterus, asymmetrical myometrial thickening, fan-shaped shadowing, translesional vascularity, irregular junctional zone and interrupted junctional zone were classified as **indirect features** of adenomyosis.	Útero globoso, espessamento assimétrico do miométrio, sombreamento em forma de leque, vascularidade translesional, zona juncional irregular e interrompida foram classificadas como **marcadores indiretos** da adenomiose.
inter-rater agreement	**concordância entre examinadores**
Diagnosis of adenomyosis showed good ($\kappa = 0.69$) and poor ($\kappa = 0.21$) **inter-rater agreement** with 2D and 3D TVUS, respectively ($P < .05$).	O diagnóstico da adenomiose revelou uma boa ($\kappa = 0,69$) e pobre ($\kappa = 0,21$) **concordância entre examinadores** com a USTV 2D e a 3D, respectivamente ($P < 0,05$).
interrupted junctional zone	**zona juncional interrompida**
There is interruption of the **junctional zone** when a proportion of the JZ cannot be visualized on either 2D or 3D transvaginal ultrasound in any plane.	Há interrupção da **zona juncional** quando uma proporção da JZ não pode ser visualizada em ultrassom transvaginal 2D ou 3D em qualquer plano.
irregular junctional zone	**zona juncional irregular**
There was consensus on the presence of **irregular junctional zone** in 14/15 videoclips in Round 1.	Houve consenso sobre a presença de **zona juncional irregular** em 14/15 videoclipes na Rodada 1.

junctional zone

Subendometrial lines: tiny echogenic lines (yellow arrows); some cross **junctional zone (JZ)** and are in contact with small myometrial cyst with typical echogenic rim ( ).

zona juncional

Linhas subendometriais: pequenas linhas ecogênicas (setas amarelas); algumas cruzam a **zona juncional (JZ)** e estão em contato com pequenos cistos miometriais com borda ecogênica típica ( ).

myometrial cysts

Some cross junctional zone (JZ) and are in contact with small **myometrial cyst** with typical echogenic rim.

cistos miometriais

Algumas cruzam a zona juncional (ZJ) e estão em contato com pequenos **cistos miometriais** com borda ecogênica típica.

myometrial lesion

Presence of hypoechogenic stripes behind the **myometrial lesion**.

lesão miometrial

Presença de listas hipoecogênicas atrás da **lesão miometrial**.

myometrium

The histologic diagnosis of adenomyosis is made by observing the presence of endometrial stroma and glands in the **myometrium**.

miométrio

O diagnóstico histológico de adenomiose é feito observando a presença de estroma endometrial e glândulas no **miométrio**.

pattern recognition

Training in **pattern recognition** improves agreement.

reconhecimento de padrões

Radiômica é o aprendizado de máquina baseado na análise de recursos extraídos da imagem, combinado a outras caracterítiscas dos pacientes, permitindo o **reconhecimento de padrões** e formulação de modelos preditivos.

perpendicular vessels

Perpendicular vessels crossing the lesion are indicative of translesional vascularity.

vasos perpendiculares

Vasos perpendiculares cruzando a lesão são indicativos de vascularidade translesional.

| pictorial blood loss assessment chart (PBAC) | gráfico pictórico de avaliação do sangramento (PBAC). |

Pictorial blood loss assessment chart (PBAC) and numerical rating scale (NRS) were respectively used for the evaluation of menstrual bleeding and pain.

Como mensurar a perda menstrual real não é viável na prática clínica, Higham e colaboradores criaram um **gráfico pictórico de avaliação do sangramento (PBAC)**, no qual a pontuação total superior a 100 está relacionada à perda menstrual superior a 80 ml.

| polyfibromatous uteruses | múltiplos leiomimas uterinos |

*Moreover, the conditions of the use of ultrasound techniques on large **polyfibromatous uteruses** with heterogeneous myometrium make it difficult to diagnose concomitant adenomyosis*

A paciente foi encaminhada para exame ginecológico, o qual detectou **múltiplos leiomiomas uterinos**.

| question mark sign | sinal de interrogação |

*Moreover, the **question mark sign** and TVUS uterine tenderness were evaluated. Ultrasound features were compared with the histologic examination, which was considered the reference standard for the diagnosis of adenomyosis.*

O tipo difuso foi definido quando três ou mais características estavam presentes na avaliação por USTV-2D ou USTV-3D, ou ainda pela presença do **sinal de interrogação**.

| rim of the lesion | margem da lesão |

*[...] **rim of the lesion** (hypoechogenic, hyperechogenic or ill-defined), [...]*

[...]Essas três características estão relacionadas à **margem da lesão**. [...]

| shear wave elastography (SWE) | elastografia de onda de cisalhamento bidimensional quantitativa |

*Of these, one examined both strain elastography (SE) and **shear wave elastography (SWE)**, two examined SWE only, and the remainder SE only.*

Existem atualmente três tipos de técnicas para imagens de ondas de cisalhamento: elastografia transitória unidimensional (1D-TE), elastografia de onda de cisalhamento pontual qualitativa (pSWE) e **elastografia de onda de cisalhamento bidimensional quantitativa (2D-SWE)**

sonographic features	características sonográficas
The **sonographic features** of adenomyosis reflect the histological features.	As **características sonográficas** da adenomiose refletem as características histológicas.

speckle tracking	rastreamento de pontos
To evaluate uterine contractility in patients with adenomyosis compared with healthy controls using a quantitative two-dimensional transvaginal ultrasound (TVUS) **speckle tracking** method.	Essa técnica se baseia no **rastreamento de pontos** criado pela interferência entre o feixe ultrassonográfico e [...], sobreposto em imagens bidimensionais em escala de cinza

sporadic bulging of the myometrium	abaulamento esporádico do miométrio
Sustained myometrial contraction is represented by focal or diffuse **sporadic bulging of the myometrium** into the uterine cavity.	A contração miometrial sustentada é representada pelo **abaulamento esporádico do miométrio**, focal ou difuso, na cavidade uterina.

subendometrial buds	nódulos subendometriais
Subendometrial buds: echogenic lines/buds (yellow arrows) crossing JZ.	**nódulos subendometriais**: linhas/nódulos ecogênicos (setas amarelas) cruzando a ZJ.

subendometrial lines	linhas subendometriais
Subendometrial lines: tiny echogenic lines (yellow arrows); some cross junctional zone (JZ) and are in contact with small myometrial cyst with typical echogenic rim.	**Linhas subendometriais**: pequenas linhas ecogênicas (setas amarelas); algumas cruzam a zona juncional (ZJ) e estão em contato com pequenos cistos miometriais com borda ecogênica típica.

translesional vascularity	vascularidade translesional
Translesional vascularity is characterized by the presence of blood vessels perpendicular to the uterine cavity/serosa crossing the lesion.	A **vascularidade translesional** é caracterizada pela presença de vasos sanguíneos perpendiculares à cavidade uterina/serosa cruzando a lesão.

uterine peristalsis	peristalse uterina
In this review paper, we provide an overview of the current knowledge on **uterine peristalsis** *(UP), based on the available literature.*	A **peristalse uterina** (PU), por sua vez, é visualizada como uma contração rítmica e sutil do miométrio subendometrial (estrato subvascular), semelhante a uma onda, que varia em frequência e direção ao longo do ciclo menstrual.
uterine smooth muscle tumors of uncertain malignant potential (STUMPs)	**tumores de músculo liso de potencial maligno incerto (STUMPs)**
Uterine smooth muscle tumors of uncertain malignant potential are rare uterine neoplasms.	leiomioma benigno metastizante tem sido descrito como originário de um **tumor de músculo liso de potencial maligno incerto** que, por limitações na classificação histopatológica, não pode ser facilmente classificado como tendo potencial de malignidade, podendo representar um grupo heterogêneo de tumores de músculo liso que vão dos leiomiomas aos leiomiossarcomas de baixo grau.

CAPÍTULO 3
SAÚDE DA MULHER E DO FETO

3.3. FERTILIZAÇÃO IN VITRO

Autoria: Catalina Estrada

English	Brazilian Portuguese
aneuploidy	**aneuploidia**
*The rate of oocyte **aneuploidy** increases with maternal age and affects pregnancy and miscarriage rates.*	Teste de prevenção de **aneuploidia** (PGS): recomenda-se que o teste com a sonda D15Z1 seja feito nos linfócitos de ambos os parceiros reprodutivos antes do tratamento já que se hibridiza para o cromossomo 14 em cerca de 15% dos casos.
assisted reproduction techniques	**técnicas de reprodução assistida**
*All twin pregnancies (dichorionic and monochorionic) spontaneously conceived, those obtained following an induction method/technique – OI or **assisted reproduction techniques** (in vitro fertilization – IVF/intracytoplasmatic sperm injection – ICSI) and all twin pregnancies that delivered before 32 weeks were included.*	Como parte integrante das **técnicas de reprodução assistida**, a inseminação intra-uterina propicia boa terapêutica que pode ser indicada para um grupo seleto de casais
azoospermia	**azoospermia**
*MESA is an invasive technique, indicated in principle for cases in which a possibility exists for the microsurgical correction of **azoospermia**.*	Atualmente acredita-se que os espermatozóides provenientes do testículo em homens azoospérmicos apresentem menor fragmentação do DNA comparado aos do epidídimo quando da presença de **azoospermia** obstrutiva.
blastocyst	**blastocisto**
*Alterations in both male and female gametes are further expressed in the developed **blastocyst**.*	Realizar a retirada celular da trofoderme em pré-embriões no estágio de **blastocisto** durante a biópsia pelo método mecânico de sutura e compressão.

cervical canal

However, most patients who proceed to ET might have already had mapping of the **cervical canal**, through previous IUIs or sonohysterography.

canal cervical

Estruturas orgânicas como o **canal cervical**, cavidade uterina e tubas uterinas também devem ser investigadas por meio de exames específicos para detectar outras causas.

clomiphene citrate

There is no evidence to recommend the use of **clomiphene citrate** in stimulation protocols for predicted normal responders.

citrato de clomifeno

O grupo de pesquisa de Melbourne advogou a ovulação induzida por **citrato de clomifeno** CC, seguido de HCG, estabelecendo intervalo de tempo para que coincidisse a coleta de óvulos com o curso normal das operações ginecológicas do Serviço.

cryopreservation

Given the increasing utilization of **cryopreservation** and frozen embryo transfers, patients and clinicians may opt to collect oocytes and cryopreserve embryos in the summer months when daylight hours are higher with a view to increasing live birth rates per embryo transfer.

criopreservação

O congelamento de embriões foi aprimorado com a evolução dos meios de **criopreservação**, agregando um incremento na taxa da gravidez.

ectopic pregnancy

Unfortunately, treatment that results in a positive pregnancy test may end in miscarriage (24%) or, rarely, an **ectopic pregnancy** - a pregnancy in the fallopian tube that is life threatening and cannot continue (less than 1%).

gravidez ectópica

Da mesma forma, as taxas clínicas de gravidez e nascidos vivos em 2014 por transferência de embriões foram de 30 e 35%, respectivamente, em 14 países europeus, a **gravidez ectópica** ocorre em aproximadamente 1,5 a 2% das pacientes.

egg collection

These symptoms can appear beginning around the fifth or sixth day of stimulation and disappear after the **egg collection** has been performed.

coleta de óvulos

Verificou-se que uma possível barreira para a FIV e TE em humanos era a **coleta de óvulos** que não estavam suficientemente maduros para serem fertilizados no laboratório.

embryonic stem cells

Embryonic stem cells (ESCs) are pluripotent stem cells derived from the inner cell mass of a blastocyst, an early-stage pre-implantation embryo.

células-tronco embrionárias

As **células-tronco embrionárias** (CTE) são definidas por sua origem, e são derivadas do estágio do blastocisto do embrião (1)

embryo quality

Many of the studies that have evaluated this topic, however, used older techniques for assessing embryo quality, and further studies are therefore needed, including studies that use advanced methods of genetic screening.

qualidade dos embriões

Novas técnicas também têm sido indicadas para melhorar a **qualidade dos embriões**, como a transferência de citoplasma.

embryo transfer

These findings were independent of the season and conditions on the day of embryo transfer.

transferência de embriões

Da mesma forma, as taxas clínicas de gravidez e nascidos vivos em 2014 por **transferência de embriões** foram de 30 e 35%, respectivamente, em 14 países europeus, a gravidez ectópica ocorre em aproximadamente 1,5 a 2% das pacientes.

embryonic devolpment

What are the major features of embryonic development at various months of pregnancy?

desenvolvimento embrionário

As vantagens dessas incubadoras sobre as convencionais são notáveis, já que seu sofisticado sistema de captura de imagens permite captar mudanças no **desenvolvimento embrionário** as quais, com as incubadoras convencionais, podem passar despercebidas.

endometrial receptivity

The relative contribution of the endometrium to the success rate is not known, and there are no accepted criteria for evaluating endometrial receptivity.

receptividade endometrial

A magnitude do efeito na **receptividade endometrial** não é clara, e a qualidade do embrião provavelmente também desempenha um papel.

fallopian tube

*Each **fallopian tube** is about 10-12 cm long and extends from the periphery of each ovary to the uterus (Figure 3.3b), the part closer to the ovary is the funnel-shaped infundibulum.*

tubas uterinas

Estruturas orgânicas como o canal cervical, cavidade uterina e **tubas uterinas** também devem ser investigadas por meio de exames específicos para detectar outras causas.

fertility preservation

*What is the preferred stimulation protocol for **fertility preservation** and freezing for social reasons?*

preservação da fertilidade

Em casos de paternidade tardia o congelamento dos espermatozoides possibilita a **preservação da fertilidade** masculina e a qualidade do esperma.

fertilization

*Some sperm transcripts encoding proteins known to participate in **fertilization** and embryonic development have been specifically detected in early embryos after IVF failure, while they have not been found in the oocyte.*

fertilização

As taxas de **fertilização** e gravidez clínica podem ser menores do que com oócitos maturados in vivo, mas os dados são limitados.

follicle

*The remains of the original ovulated **follicle** becomes the corpus luteum which can be described as a mass of cells that forms in the ovary and secretes a hormone called progesterone (pink line on diagram below).*

folículo

O corpo lúteo, formado pelas células resquiciais do **folículo** aderidas aos ovários, produz progesterona, que interrompe a multiplicação celular endometrial provocada pelos estrogênios, e completa o preparo complexificando a estrutura e a vascularização do endométrio.

frozen embryo

*Over the 8-year study period, there were 3659 **frozen embryo** transfers performed, with embryos generated from 2155 IVF cycles in 1835 patients.*

embrião congelado

A taxa de sobrevivência de um **embrião congelado** chega a 96 a 98%.

FSH	**FSH**
*In these blood tests, hormone values such as **FSH**, LH, TSH are examined and they are usually conducted on the 2nd or 3rd day of patient's menstruation.*	Enquanto uma meta-análise de 2015 relatou que o uso semanal de FSH de longa ação em doses de 150 a 180 mcg resultou em taxas de nascidos vivos semelhantes em comparação com as injeções diárias de **FSH**, esses medicamentos ainda não estão disponíveis para uso clínico nos Estados Unidos.
gamete intrafallopian transfers	**transferência intrafalopiana de gametas**
*During a 2-year period, 713 in vitro fertilization-embryo transfers (IVF-ETs) with three embryos, 190 **gamete intrafallopian transfers** (GIFT) with three oocytes, and 161 zygote intrafallopian transfers (ZIFT) with three zygotes were performed.*	A **transferência intrafalopiana de gametas** é um procedimento raramente usado nos Estados Unidos porque a fertilização in vitro é muito bem-sucedida.
gametes	**gametas**
*Recent studies identify cell fusion as a genetically programmed process that in **gametes** can be divided in two main stages: membrane binding and membrane fusion.*	A taxa de gestação com ICSI é aproximadamente 35%, muito superiores às obtidas por meios de outras técnicas de micromanipulação de **gametas**.
GnRH	**GnRH**
*In **GnRH** agonist cycles with an ovarian response of ≥18 follicles, there is an increased risk of OHSS and preventative measures are recommended, which could include cycle cancellation.*	Se um agonista de **GnRH** for usado para supressão hipofisária, uma meta-análise de 37 estudos descobriu que protocolos longos foram mais bem-sucedidos do que protocolos curtos.
gonadotrophin	**gonadotrofina**
*In addition, the secretion of a follicle regulatory protein by the dominant follicle may impair the sensitivity of other follicles to **gonadotrophin** stimulation.*	Na FIV, o sucesso diminuído é devido tanto à responsividade ovariana diminuída à estimulação da **gonadotrofina**, resultando em um número reduzido de oócitos disponíveis para FIV, quanto a uma taxa de implantação diminuída por embrião transferido devido à baixa qualidade do ovo.

HCG

*During stimulation, the rise in β-**HCG** can cause premature luteinization of follicles, hinder maturation of follicles, and lead to poor embryo quality, which can easily be overlooked by the treating physician.*

hCG

Após o crescimento folicular suficiente, usa-se **hCG** para desencadear a maturação folicular final e a ovulação.

ICSI

*Noting that the main findings of our study appeared to be driven by the **ICSI** group, and that these findings were abrogated in the conventional IVF group, it is likely that sperm quality is influencing our results.*

ICSI

A taxa de gestação com **ICSI** é aproximadamente 35%, muito superiores às obtidas por meios de outras técnicas de micromanipulação de gametas.

implantation rate

*The **implantation rate** was significantly reduced and the mortality greatly increased in superovulated recipients compared with controls.*

taxas de implantação

As principais vantagens são aumento das **taxas de implantação** e das taxas de gravidez; diminuição taxas de aborto; menor risco de parto prematuro; bebês com maior peso ao nascimento; menor chance de sangramento na gestação.

infertility

*The most commonly cited estimate of the prevalence of **infertility** among North American couples is 15%.*

infertilidade

Tradicionalmente, o diagnóstico de **infertilidade** masculina depende de uma avaliação descritiva dos parâmetros do ejaculado, com ênfase na concentração, motilidade e morfologia dos espermatozóides.

intracytoplasmic sperm injection

*The advent of **intracytoplasmic sperm injection** (ICSI) has further reduced the significance and perceived need for sperm quality tests since ICSI requires only one sperm, not subject to classic, or indeed any, tests for the procedure to be successful.*

injeção intracitoplasmática de espermatozoide

Mais de 60% dos procedimentos de reprodução assistida nos Estados Unidos até o ano de 2018 incluíram **injeção intracitoplasmática de espermatozoide**.

| IVF | FIV |

*An early case-control study comparing **IVF** and IVM in PCOS patients showed lower implantation rates with IVM.*

Ambas as técnicas são classificadas como de baixa complexidade, pois a fecundação acontece dentro do útero e não há micromanipulação de gametas, como ocorre na **FIV**.

| luteal phase | fase lútea |

*Early **luteal phase** start of gonadotrophins is probably not recommended for normal and poor responders.*

A progesterona intramuscular é mais dolorosa para a paciente, mas está associada a menos sangramento na **fase lútea** do que a progesterona vaginal, e é comumente usada.

| menstrual cycle | ciclo menstrual |

*Another point which is still poorly investigated and worthy of exploration is represented by endometrial microbiota modifications during the **menstrual cycle** and their potential influence on the partner's semen microbiome.*

Outro estudo avaliou amostras do fluido endometrial na fase secretora do **ciclo menstrual** (fase em que ocorre a implantação do embrião).

| oestradiol | estradiol |

*Embryological models were adjusted for peak **oestradiol**, age at oocyte retrieval and a quadratic age term.*

Em um relatório, nenhuma gravidez ocorreu em mulheres com uma concentração de **estradiol** sérico acima de 75 pg/mL (275 pmol/L)12.

| oocyte retrieval | recuperação de oócitos |

*Embryological models were adjusted for peak oestradiol, age at **oocyte retrieval** and a quadratic age term.*

Atualmente, a **recuperação de oócitos** é alcançada quase exclusivamente pelo método de aspiração folicular guiada por ultrassom transvaginal.

ovarian hyperstimulation syndrome

*In this guideline, special attention has also been given to pre- and adjuvant treatments in poor responders and the prevention of **ovarian hyperstimulation syndrome** (OHSS) in high responders.*

síndrome de hiperestimulação ovariana

O HCG pode ser usado com progesterona ou sozinho para suporte da fase lútea, mas não é mais eficaz do que a progesterona sozinha e aumenta o risco de **síndrome de hiperestimulação ovariana**.

ovarian stimulation

*In conclusion, using a nationally-representative Japanese ART sample, we found that **ovarian stimulation** was significantly associated with lower birthweight after fresh cycles.*

estimulação ovariana

A razão mais provável para a receptividade endometrial diminuída é o aumento prematuro da progesterona que ocorre com todas as formas de **estimulação ovariana** e leva a um aparecimento mais precoce da janela de implantação e um grau relativo de dissincronia endometrial embrionária.

polycystic ovary syndrome

*In addition, **polycystic ovary syndrome** is one of the main health problems that cause infertility in women.*

síndrome dos ovários policísticos

Desta forma, idade feminina, reserva ovariana e causas da infertilidade como endometriose, **síndrome dos ovários policísticos**, entre outras, interferem no resultado.

poor responders

*Use of testosterone before OS is probably not recommended for **poor responders**.*

baixa resposta ovariana

Uma meta-análise comparou os valores dos níveis séricos de AMH com a performance da AFC como testes preditores de **baixa resposta ovariana** e ocorrência de gravidez após FIV.

pregnancy rates

*Previous studies have demonstrated the correlation between elevated serum progesterone levels on the day of ovulation trigger, and lower **pregnancy rates** in fresh cycles.*

taxas de gravidez

A disponibilidade de IIE / FIV resultou em **taxas de gravidez** em casais com infertilidade por fator masculino comparáveis às de casais sem infertilidade por fator masculino.

progesterone	progesterona
Any of the previously mentioned administration routes (non-oral) for natural **progesterone** as luteal phase support can be used.	Essas preparações e doses de **progesterona** não estão associadas a defeitos congênitos ou virilização.
reproductive medicine	medicina reprodutiva
In the recent years, significant advances have been made in the field of **reproductive medicine**, which implementation has resulted in a significant increase in live birth rates.	Em 1995, houve uma reunião com a maioria dos centros de **Medicina Reprodutiva**, dando inicio à Rede Latino-Americana de Reprodução Assistida (REDLARA).
semen	sêmen
Are urinary bisphenol A levels in men related to **semen** quality and embryo development after medically assisted reproduction?	De acordo com a OMS, o **sêmen** é considerado normal quando: a concentração de espermatozóides é superior a 20 x 106mL; o número total de espermatozóides é superior a 40 milhões; e a motilidade dos espermatozóides é superior a 50% das células com progressão linear.
seminiferous tubules	túbulos seminíferos
Each lobule contains one to three highly coiled **seminiferous tubules** in which sperms are produced.	Se desenvolvem a partir dos espermatócitos, localizados nas paredes da rede de **túbulos seminíferos**, que compõe os testículos.
Sertoli cells	células de Sertoli
When spermatogenesis is complete, cytoplasmic extensions to **Sertoli cells** are broken, and spermatozoa are released.	Isto talvez decorra do fato de que a fragmentação do DNA do espermatozóide ocorre no momento da sua liberação das **células de Sertoli**.
sperm	esperma
During IVF, **sperm** and eggs are placed together in a culture dish in the laboratory to allow fertilisation to occur.	Nos casos em que há problemas de fertilização devido à qualidade do **esperma**, a ICSI pode ter taxas de sucesso mais altas em comparação com a FIV convencional.

sperm motility

*It is clear that **sperm motility** is a process that responds to signals from the external environment, and this also includes products secreted by the oocyte.*

motilidade dos espermatozóides

A avaliação da morfologia requer mais habilidade e experiência do que a avaliação da densidade e da **motilidade dos espermatozóides**.

spermatogenesis

*Approximately 20% of the men searching for an infertility clinic have azoospermia due to faulty **spermatogenesis** or primary testicular insufficiency.*

espermatogênese

Desta forma, a microdeleção do cromossomo Y é uma causa comum de falência na **espermatogênese**.

stem cells

*Any expansion of clinical applications of the double stimulation protocol will benefit greatly from addressing the safety issues deriving from a better understanding of the self-renewal and differentiation potential of individual ovarian **stem cells**.*

células-tronco

Através de uma biópsia testicular, os túbulos seminíferos são aspirados e as **células-tronco** de espermatogônias são isoladas e congeladas.

uterine cavity

*There may be some anatomical difficulty to access the **uterine cavity** and, in this case, the ET requires the use of specific tools such as catheters with sheaths and rigid mandrels (stylet).*

cavidade uterina

Foi demonstrado ainda que a presença de bactérias na **cavidade uterina** afetava negativamente as taxas de implantação e gravidez.

zona pellucida

*Major transcriptional activity is associated with the **zona pellucida** genes, and the formation of a store of proteins that are utilized during the maturational stages on oocyte, or by the embryo after fertilization.*

zona pelúcida

O ICSI é recomendado para todos os casos de PCR para reduzir as chances da contaminação paterna do esperma ligado a **zona pelúcida** ou esperma não descondensado dentro dos blastômeros.

CAPÍTULO 3
SAÚDE DA MULHER E DO FETO

3.4. GENÉTICA - CÂNCER DE MAMA E OVÁRIO

Autoria: Raquel Rodrigues Peres

English	Brazilian Portuguese
apoptosis	**apoptose**
One of the major characteristics of **apoptosis** is the degradation of DNA after the activation of Ca/Mg dependent endonucleases.	As organelas celulares chamadas mitocôndrias são os árbitros da **apoptose**, elas podem dar continuidade a ação ou retardá-la.
BRCA1 and BRCA2 genes	**genes BRCA1 e BRCA2**
The proteins produced from the **BRCA1 and BRCA2 genes** are involved in fixing damaged DNA, which helps to maintain the stability of a cell's genetic information.	Desta forma, foi realizada uma revisão da literatura sobre câncer de mama hereditário e suas correlações com mutações germinativas nos **genes BRCA1 e BRCA2** que aumentam o risco para o desenvolvimento de câncer de mama.
BRCA1 and BRCA2 mutation	**mutações em BRCA1 e BRCA2**
BRCA1 and BRCA2 mutation testing can give several possible results: a positive result, a negative result, or a variant of uncertain significance (VUS) result.	De forma majoritária, os tumores associados a **mutações em BRCA1 e BRCA2** são de origem epitelial.
breast cancer	**câncer de mama**
Breast cancer is a kind of cancer that begins as a growth of cells in the breast tissue.	O **câncer de mama** pode ser curado.
breast carcinoma	**carcinoma de mama**
In many cases, the diagnosis of **breast carcinoma** is made by core needle biopsy.	Existem vários tipos de câncer de mama – tecnicamente conhecido como **carcinoma de mama** ou carcinoma invasivo.
cancer cells	**células cancerosas**
Cancer cells can break off from the primary tumor in one organ, travel through the blood to invade another organ.	Em **células cancerosas**, a p53 geralmente está ausente, não funcional ou menos ativa que o normal.

carcinogenesis	**carcinogênese**

*There are three stages involved in chemical **carcinogenesis**. These are defined as initiation, promotion and progression.*

Para que o processo de **carcinogênese** aconteça é preciso um acúmulo de mutações genéticas que podem ocorrer em meses ou anos e passam por diferentes fases.

cell apoptosis	**apoptose celular**

*For example, PRIMA-1 and cisplatin act synergistically to enhance tumor **cell apoptosis**.*

Assim, as proteínas que são codificadas pelos genes interagem com outras proteínas para reparar as quebras de DNA, mas, se não há a interação, induzem a **apoptose celular**.

cell cycle	**ciclo celular**

p53 is responsible for a variety of functions within the cell's economy, including cell cycle arrest and promotion of apoptosis, DNA repair, cell differentiation, and inhibition of angiogenesis.

As mutações de RB1 impedem a inibição normal da progressão do **ciclo celular**, contribuindo para a desregulação da divisão de células.

cell death	**morte celular**

*RIP1K and RIP3K are belonged to RIPK family and involved in inflammation and **cell death**, in response to tissue damage.*

A apoptose é um processo fisiológico de **morte celular** através do qual as células que perderam as suas funções ou apresentaram defeitos são eliminadas do organismo, tendo importante papel na regulação do desenvolvimento, diferenciação e homeostase tecidual.

cell differentiation	**diferenciação celular**

*These proteins function to limit cell growth and proliferation, to amplify **cell differentiation**, and to restrain cell apoptosis.*

O processo de formação neoplásica se inicia quando variantes alteram a função de genes que regulam direta ou indiretamente a proliferação e a **diferenciação celular**, ou até mesmo a sobrevida das células; [...]

cell division	divisão celular
Chromosomes or chromosome segments that fail to be incorporated into nuclei during **cell division** configure micronuclei.	O crescimento de células somáticas em culturas resulta no encurtamento progressivo dos telômeros, até o momento em que cessar a **divisão celular** e se atingir a senescência.

cell growth	crescimento celular
These proteins function to limit **cell growth** and proliferation, to amplify cell differentiation, and to restrain cell apoptosis.	A diversidade no curso clínico do câncer de mama está relacionada a diferenças no grau do tumor, invasão, potencial metastático e outras sinalizações complexas do **crescimento celular** e de sobrevida.

cell lines	linhagens celulares
Only two of 14 ovarian carcinoma **cell lines** and none of the four endometrial cancer cell lines displayed abnormally migrating FHIT transcripts in RNA reverse transcription tests.	A utilização de **linhagens celulares** advindas de modelos animais é essencial importância para a compreensão de variadas patogenias que acometem os seres humanos.

cell proliferation	proliferação celular
MiR-21 is involved in regulation of **cell proliferation** and apoptosis through targeting various factors such as PTEN and PDCD4.	O acúmulo de mutações que estimulam a **proliferação celular** e a aquisição de períodos de vida infinitos são os componentes essenciais da transformação maligna, embora a invasão tecidual e a metástase sejam as propriedades mais visíveis e ameaçadoras do câncer.

chromosome analysis	análise dos cromossomos
Chromosome analysis of 20 breast carcinomas: Cytogenetic multiclonality and karyotypic-pathologic correlations.	As lâminas para **análise dos cromossomos** em microscópio óptico foram lavadas, secas ao ar e imersas em água a 63°C.

Cowden syndrome	**síndrome de Cowden**

*The NCCN guidelines suggest that women with **Cowden syndrome** should focus on primary and secondary prevention options for breast cancer because, based on the available literature, breast cancer is the cancer most commonly associated with Cowden syndrome.*

O risco de desenvolvimento de câncer de mama, em geral carcinoma ductal invasivo, em pacientes com **síndrome de Cowden** é de cerca de 50% durante a vida.

doxorubicin	**doxorrubicina**

*The phospholipid has an anionic charge, while **doxorubicin** has a cationic charge, resulting in the formation of a complex.*

Essa formulação compreende a **doxorrubicina** confinada em lipossomos estáveis e apresenta meia-vida na circulação de aproximadamente 73,9 horas – o que permite melhor captação dessa estrutura por parte do tumor, reduzindo os níveis de doxorrubicina sérica e, consequentemente, reduzindo as toxicidades em tecidos normais.

endometrial cancer	**câncer do endométrio**

***Endometrial cancer** is a type of cancer that begins as a growth of cells in the uterus.*

O **câncer do endométrio** é o tumor ginecológico mais comum nos países desenvolvidos e o segundo mais frequente nos países em desenvolvimento.

gene expression profile	**perfil de expressão gênica**

*A study conducted on patients to define the BRCAness profile, identified a **gene expression profile** associated with platinum and PARP-inhibitor responsiveness, as well as RAD51 foci formation.*

A combinação dessas abordagens com base no DNA com o **perfil de expressão gênica** é uma técnica muito promissora como meio de classificar as inúmeras alterações na expressão cromossômica e genética que ocorrem nas células tumorais e de identificar os eventos genéticos mais relevantes específicos de tumores.

gene mutations	**mutações no gene**

These **gene mutations** are described as "high penetrance" because they are associated with a high risk of developing ovarian cancer, breast cancer, and several other types of cancer in women.

A síndrome de Cowden (CS) é uma genodermatose autossômica dominante associada a **mutações no gene** PTEN em cerca de 80% dos casos.

genetic alterations	alterações genéticas

The hereditary breast and ovarian cancer syndrome includes **genetic alterations** of various susceptibility genes, particularly BRCA1 and BRCA2.

Na grande maioria dos casos, o câncer se origina pelo acúmulo de **alterações genéticas** espontâneas em células que, a partir daí, passam a não responder aos mecanismos fisiológicos de controle do crescimento celular, multiplicando-se de forma autônoma.

genetic analysis	análise genética

With more detailed **genetic analysis**, and with the availability of multiplex assays, an increased amount of indeterminate information is often obtained.

Identificar, especificamente em pacientes com ausência de mutações patogênicas em BRCA1 ou BRCA2, pelo perfil de história pessoal e familiar de câncer, as pacientes candidatas a **análise genética** com painel de genes.

genetic counseling	aconselhamento genético

Patients with an increased likelihood of having inherited a predisposition to breast and ovarian cancer should receive **genetic counseling** and be offered genetic testing.

A maior parte dos casos seguidos em ambulatórios de **aconselhamento genético** de câncer no país são de pacientes com história pessoal de câncer, com ou sem história familiar.

genetic instability	instabilidade genética

The transforming proteins of the oncogenic types of HPV interfere with the function of the tumor suppressor proteins p53 and pRB protein-protein interactions, which disrupts cell cycle control and DNA repair mechanisms, thereby promoting **genetic instability** and the accumulation of mutations in HPV-infected cells.

As células tumorais vencem a **instabilidade genética** e a apoptose por ativar o gene da telomerase, o que resulta em divisão celular infinita (imortalização).

| **genetic mutations** | **mutações genéticas** |

Still, because these **genetic mutations** are rare, they haven't been studied as much as the BRCA genes.

Atualmente, além dessa mutação, várias outras **mutações genéticas** de alto risco são testadas, através de exame denominado teste de painel expandido.

| **genetic predisposition** | **predisposição genética** |

The Genetic Information Nondiscrimination Act (May 2008) prohibits group health plans from denying coverage to a healthy individual or charging higher premiums based solely on a **genetic predisposition** to developing a disease in the future.

Essa única mutação possivelmente ocorra no interior de alguma célula do órgão-alvo, o que explica a alta frequência da incidência de câncer, o início precoce e a frequente apresentação multicêntrica em pessoas com **predisposição genética** para o câncer.

| **genetic susceptibility** | **susceptibilidade genética** |

But the strongest risk factor known to date is **genetic susceptibility**, which may account for as many as 10% of ovarian cancers.

Estudos epidemiológicos também apresentam importante relevância para a compreensão da **susceptibilidade genética** e da interação entre os fatores genéticos e ambientais, sendo fundamentais para esclarecer novos aspectos sobre a etiologia dos cânceres humanos.

| **genetic syndromes** | **síndrome genética** |

We review the literature regarding the most common **genetic syndromes** associated with gynecologic malignancies and discuss the management of these conditions.

Quando uma mulher sabe que tem alguma **síndrome genética** causadora de câncer, ela pode tomar medidas de rastreamento e prevenção o quanto antes, bem como montar o seu planejamento familiar levando em conta os aspectos envolvidos na síndrome.

| **genetic testing** | **teste genético** |

The field of hereditary cancer syndromes and **genetic testing** for patients and families is a rapidly evolving discipline, with an emphasis on cancer prevention.

[...] há indicação para o **teste genético** relacionado a HBOC quando o indivíduo preenche os seguintes critérios: [...]

| **genetic variants** | **variantes genéticas** |

*False negative results are a risk, and uncertainties are associated with **genetic variants** of unknown significance.*

No entanto, nos últimos anos, os testes genéticos passaram a ser realizados em vários genes ao mesmo tempo, referidos como painel genético ou teste de painel, e isso levou a um impulso significativo na identificação de **variantes genéticas** acionáveis.

germline DNA

DNA germinativo

***Germline DNA** refers to tissue derived from reproductive cells (egg or sperm) that become incorporated into the DNA of every cell in the body of the offspring.*

As células obtidas podem ser utilizadas para a extração de **DNA germinativo**, isento de mutações somáticas.

germline mutations

mutações germinativas

*Two percent of men with early-onset prostate cancer harbor **germline mutations** in the BRCA2 gene.*

Diversos estudos internacionais observaram maior sobrevida e uma melhor responsividade ao tratamento quimioterápico baseado em platina nas mulheres portadoras de **mutações germinativas** em BRCA1/2 diagnosticadas com CO quando comparadas a mulheres não portadoras de mutações.

gynecologic cancer

câncer ginecológico

***Gynecologic cancer** is any cancer that starts in a woman's reproductive organs.*

Tumores de endométrio, ovário, útero, vulva e vagina estão entre os principais tipos de **câncer ginecológico**.

hereditary breast ovarian cancer syndrome

síndrome hereditária de cânceres de mama e ovário

*Intra-abdominal carcinomatosis after prophylactic oophorectomy in women of **hereditary breast ovarian cancer syndrome** kindreds associated with BRCA1 and BRCA2 mutations.*

Inicialmente, em dois genes que estão envolvidos com a manutenção da estabilidade do ácido desoxirribonucleico (DNA), foram identificadas variantes genéticas (mutações) que podem levar à **síndrome hereditária de cânceres de mama e ovário**: o BRCA1 e o BRCA2.

hereditary cancer risk

risco de câncer hereditário

It is feasible to incorporate **hereditary cancer risk** assessment, education, and testing into community obstetrics and gynecology practices.	O rastreamento deve ser simples, através de perguntas diretas e de fácil compreensão, permitindo uma avaliação rápida do **risco de câncer hereditário**, sob pena de utilização de um instrumento de baixa validade ou confiabilidade.

hormone receptor expression	**expressão de receptores hormonais**
Sex steroid **hormone receptor expression** affects ovarian cancer survival.	Além da morfologia, já utilizados há bastante tempo e ainda muito úteis, são o perfil de **expressão de receptores hormonais** (estrogênio e progesterona) e a proteína her2/neu.

inherited cancer predisposition syndrome	**síndrome de predisposição hereditária a câncer**
Although most **inherited cancer predisposition syndromes** are inherited in an autosomal dominant fashion, some genes on this panel are associated with clinically distinct autosomal recessive conditions.	Algumas informações podem sugerir que a paciente com história pessoal de câncer possa ter uma **síndrome de predisposição hereditária a câncer**.

Li-Fraumeni syndrome	**síndrome de Li-Fraumeni**
Li-Fraumeni syndrome is characterized by a wide spectrum of neoplasms occurring at a young age, including soft tissue sarcomas, osteosarcomas, premenopausal breast cancer, colon cancer, gastric cancer, adrenocortical carcinoma, and brain tumors.	A mutação de um alelo na linha germinal de p53 é responsável pelo fenótipo de múltiplos cânceres conhecido por **síndrome de Li-Fraumeni**.

Lynch syndrome	**síndrome de Lynch**
Although endometrial cancer is typically characterized by abnormal vaginal bleeding, women with **Lynch syndrome** are often premenopausal, and abnormal bleeding may not be recognized promptly.	A **síndrome de Lynch** envolve a predisposição autossômica dominante a câncer colorretal, câncer de endométrio e outros.

mutation carriers	**portadores de mutação**

*Prophylactic oophorectomy reduces breast cancer penetrance during prospective, long-term follow-up of BRCA1 **mutation carriers**.*

E finalmente, porque medidas de rastreamento intensivo e de profilaxias (cirurgias profiláticas e quimioprofilaxia) tendem a diminuir, significativamente, o risco de câncer **em portadores de mutação**.

oncogene	oncogene

*However, FBXW7 was recently identified as an **oncogene** in multiple myeloma, indicating a dual role in cancer.*

Estudos similares sugerem que a trissomia/tetrassomia deste cromossomo acarreta a amplificação do **oncogene** c-MYC nas células tumorais de carcinomas mamários.

ovarian cancer	câncer de ovário

*Ovarian epithelial cancer is the most common type of **ovarian cancer**.*

O **câncer de ovário** apresenta várias classificações histopatológicas.

ovarian carcinoma	carcinoma de ovário

*BRCA1 and BRCA2 mutations account for a large proportion of **ovarian carcinoma** cases.*

Os outros tipos histológicos de **carcinoma de ovário** são mais raros.

Peutz-Jeghers syndrome	**síndrome de Peutz-Jeghers**

***Peutz-Jeghers syndrome** is characterized by gastrointestinal polyps; mucocutaneous pigmentation; and elevated risk for gastrointestinal, breast, and nonepithelial ovarian cancers.*

A **síndrome de Peutz-Jeghers**, causada por mutações patogênicas no gene STK11, predispõe a polipose gastrointestinal, risco aumentado para câncer gastrointestinal, câncer de mama e câncer de ovário originário de cordão sexual e de células de Sertoli-Leydig.

Pharmacokinetics	**Farmacocinética**

*AUC, the area under the curve, represents the total drug exposure integrated over time and is an important parameter for both **pharmacokinetic** and pharmacodynamic analyses.*

Os capítulos 2 a 13 abordam os processos e sistemas básicos relacionados à **Farmacocinética**, como o sistema LADMER, as membranas celulares, mecanismos de transporte e absorção de fármacos, pKa e grau de ionização.

proto-oncogene	**proto-oncogene**

Proto-oncogene amplification is a relatively common event in gynecologic malignancies.	Essas mutações levam o **proto-oncogene** a expressar em excesso sua proteína estimuladora do crescimento ou a produzir uma forma mais ativa.
tumor heterogeneity	**heterogeneidade do tumor**
Tumor heterogeneity has important consequences for personalized medicine in ovarian cancer.	Como discutido, a **heterogeneidade do tumor** é enorme.
tumor progression	**progressão tumoral**
Matrix metalloproteinases are involved in ECM degradation to facilitate the cell migration and metastasis during the *tumor progression*.	A triagem de marcadores prognósticos moleculares confiáveis para se estimar o risco de recorrência e **progressão tumoral** é lógica e de grande importância, contribuindo para as decisões a respeito de terapias adjuvantes e no tratamento pós-operatório.
tumor supressor genes	**genes supressores de tumores**
Tumor suppressor genes are a second major group of genes that regulate cell growth.	Os **genes supressores de tumores** geralmente são descritos como "cuidadores" de genoma em vez de "guardiães" de rotas específicas que estimulam a proliferação de células cancerígenas.

CAPÍTULO 3
SAÚDE DA MULHER E DO FETO

3.5. HEMATOLOGIA - ERITOBLASTOSE FETAL

Autoria: Josiane Gonzalez da Silva Chaves

English	Brazilian Portuguese
ABO incompatibility	**incompatibilidade ABO**
ABO incompatibility can occur only if a woman with type O blood has a baby whose blood is type A, type B, or type AB.	Dessa forma, é admitida a ocorrência da DHPN por **incompatibilidade ABO**, pela transferência de imunoglobulinas maternas anti-A e anti-B da classe IgG pela placenta.
agglutination	**aglutinação**
*In patients with autoimmune hemolytic anemia, the degree of **agglutination** typically correlates with the severity of hemolysis.*	Com isso, o sangue que sofreu **aglutinação** a partir de determinados antígenos presentes nas membranas das hemácias, ficaram conhecidos por aglutinogênios (A e B).
AIHA (autoimmune hemolytic anemia)	**AHAI (anemia hemolítica autoimune)**
*The different types of **AIHA** have different pathophysiologies, depending on antibody immunoglobulin class and subclass and the ability of the antibody to activate complement.*	O portador da **AHAI** apresenta sinais clássicos de anemia, como dispnéia, adinamia e tontura.
alloantibodies	**aloanticorpos**
*Antibody titration method is a semi-quantitative technique used to estimate the concentration and strength of **alloantibody(ies)** in maternal serum sample.*	A detecção de **aloanticorpos** clinicamente significativos durante os testes pré-transfusionais é essencial antes de qualquer transfusão de sangue.
alloimmunization	**aloimunização**
*This **alloimmunization** occurs due to exposure of foreign red cell antigens inherited by the fetus from father to the antenatal immune system and subsequent sensitization.*	O risco de **aloimunização** na moléstia trofoblástica gestacional é desconhecido.

amniocentesis	**amniocentese**
*Consistent and precise titers are important to monitor the cases for fetal anemia by nonserologic methods like Doppler ultrasound or potentially invasive measures, such as **amniocentesis**.*	É importante ressaltar que muitos defeitos do nascimento não podem ser detectados pela **amniocentese**.
antigenicity	**antigenicidade**
*Its higher level of **antigenicity** may be because, unlike other Kell antigens, it is not glycosylated at residue 191.*	A sua característica de grande **antigenicidade** acredita ser pelo não gicosilamento no resíduo 191 que ao contrário de outros antígenos Kell.
antiglobulin	**antiglobulina**
*The red blood cells are rinsed and centrifuged with antihuman **antiglobulin** in the indirect Coombs test.*	As hemácias da mãe apresentam um teste **antiglobulina** direto negativo, mas o soro da mãe contém anti-D, como é demonstrado por um teste antiglobulina indireto positivo.
autoantibodies	**autoanticorpos**
*These **autoantibodies** are routinely detected via the direct antiglobulin test (DAT.*	A doença hemolítica nos adultos e nos recém-nascidos pode ser causada pela presença de **autoanticorpos** antieritrocitários.
binding (the binding of antibodies to cell surfaces)	**ligação**
*Electrostatic interactions, hydrogen bonds, van der Waals forces, and hydrophobic interactions can all contribute to **binding**.*	As funções efetoras dos anticorpos são desencadeadas quando ocorre a sua **ligação** com o antígeno específico.
Coombs test	**teste de Coombs**
*Antiglobulin testing, also known as the **Coombs test**, is an immunology laboratory procedure used to detect the presence of antibodies against circulating red blood cells (RBCs) in the body, which induce hemolysis.*	Os anticorpos, equivocadamente designados "incompletos", podem ainda ser usados nas tipagens do sistema Rh, utilizando-se o **teste de Coombs** indireto.

DIIHA (Drug induced immune hemolytic anemia)	AHIM (anemia hemolítica induzida por medicamento)
DIIHA *is attributed most commonly to drug-dependent antibodies that can only be detected in the presence of drug.*	Na **AHIM** intravascular, ocorre lise dos eritrócitos dentro dos vasos sanguíneos.
erythema infectiosum	**eritema infeccioso**
Symptom control and supportive management comprise the basis of treatment of **erythema infectiosum***, however when the disease occurs in pregnant women, complications such as aplastic crisis or hydrops fetalis become real concerns and an increased level of surveillance must be undertaken.*	O **eritema infeccioso** desaparece espontaneamente; portanto, o tratamento tem por objetivo aliviar os sintomas.
erythroblastosis	**eritroblastose**
Erythroblastosis *fetalis (EF) is an immune-mediated disease that leads to fetal hemolysis and is caused by antibodies against erythrocyte antigens present in the fetal erythrocytes.*	A incompatibilidade entre os tipos sanguíneos ABO não causam **eritroblastose** fetal.
erythrocytes	**eritrócitos**
This destruction of fetal **erythrocytes** *is due to an incompatibility between maternal and fetal blood groups, the result of the expression of paternal antigens in fetal red blood cells.*	Os indivíduos com este fenótipo são saudáveis, mas produzem anti-Ku na presença de **eritrócitos** que apresentam antígenos Kell expressos na membrana
hemolysis	**hemólise**
EF caused by the ABO blood group (EF-ABO) is the most common blood group mediated **hemolysis** *in fetuses and neonates, although it usually presents mild symptoms and, in most cases, only in the neonatal period.*	A anemia tardia pode ser devida a **hemólise** (com destruição imune dos progenitores eritróides) e/ou à supressão da eritropoiese.

hemolytic	**hemolítico**
*In warm antibody **hemolytic** anemia, the self-generated antibodies (autoantibodies) attach themselves and cause the destruction of the red blood cells at temperatures above normal body temperature.*	Porém, na maioria das vezes, esses dados são de importância secundária porque, quando significativos, a progressão do processo **hemolítico** é revelada pela dosagem das bilirrubinas.
HDN (hemolytic disease of the newborn)	**DHRN (doença hemolítica do recém-nascido) / DHPN (doença hemolítica perinatal)**
*The pathophysiology of **HDN** begins with maternal antibodies attacking fetal red blood cells following alloimmunization due to rhesus or ABO incompatibility between the maternal and fetal blood.*	Os anticorpos que reconhecem Kell como antígenos podem causar reações transfusionais e a **DHRN**.
hydrops fetalis	**hidropsia fetal**
***Hydrops fetalis**, also known as fetal hydrops, is not a disease but rather a symptom of an underlying health problem that affects the fetus.*	Sua principal utilização é na busca por sinais que indiquem o início da **hidropsia fetal**, na ocorrência da elevação da quantidade de líquido amniótico, ascite incipiente e aumento da espessura da placenta.
hyperbilirubinemia	**hiperbilirrubinemia**
***Hyperbilirubinemia** caused by HDN is mostly treated with phototherapy and, on rare occasions, exchange transfusion.*	O tratamento da **hiperbilirrubinemia** neonatal é feito através da indicação de exsanguíneotransfusão.
hypersensitivity	**hipersensibilidade**
*However, if there is a failure in its regulation, it can generate **hypersensitivity** and/or autoimmunity.*	As respostas Th1 desencadeiam os mecanismos de **hipersensibilidade** tardia, ativam macrófagos e são muito eficientes na eliminação de patógenos intracelulares.

IgA	imunoglobulina A
IgA is found in greater concentration due to its location in epithelia, in body secretions such as saliva, tears, colostrum, respiratory, gastrointestinal and genitourinary secretions; which allows it to generate a broad protection against pathogens and allergens.	A deficiência seletiva de **imunoglobulina A** é um nível de **IgA** < 7 mg/dL (< 70 mg/L, < 0,4375 micromol/L) com níveis normais de IgG e IgM.

IgG	imunoglobulina G
IgG antibodies from the pregnant woman, which cross the placental barrier and reach the fetal bloodstream, cause hemolysis mediated by activation of the complement system.	Contudo, apesar de ser um teste inespecífico que identifica apenas a presença de **Imunoglobulina G (IgG)** antieritrocitária, em 65% dos casos é capaz constatar a ocorrência de anemias graves, quando os níveis estão superiores a 1/128.

IgM	imunoglobulina M
*In the case of **IgM**, it is the first antibody that appears with immune response reactions.*	A exposição ao antígeno eritrocitário, faz com que o sistema imune materno comece a produzir anticorpos da classe **IgM (Imunoglobulina M)**, quais possuem gande peso molecular e por isso, não atravessam a placenta.

immune reaction	reação imune
*Type II hypersensitivity reaction refers to an antibody-mediated **immune reaction** in which antibodies (IgG or IgM) are directed against cellular or extracellular matrix antigens with the resultant cellular destruction, functional loss, or damage to tissues.*	Os anticorpos formados começam a ter uma **reação imune** e atacam as hemácias deste feto, causando assim um número exagerado de eritroblastos na corrente sanguínea..

immunoagglutination	imunoaglutinação
These products can be applied in biomedicine as carriers of biomolecules (e.g. proteins and enzymes), and in particular as latexes for immunoassays used for example in **immunoagglutination** test, which allow amplify the antigen–antibody reaction, being simple, quick and inexpensive diagnostic tools.	Há 4 tipos de **imunoaglutinação**, sendo, aglutinação direta, aglutinação indireta ou passiva, teste de Coombs e inibição da aglutinação.

immunoglobulin	imunoglobulina
The participation of IgA **immunoglobulin** as essential component of mucosal immunity, whose function is the neutralization of antigens or immune complexes, prevents their absorption and progression of active immune response.	Os linfócitos B reconhecem os antígenos por intermédio de moléculas de reconhecimento chamadas **imunoglobulinas** (Ig).

IVIG (intravenous immunoglobulin)	IVIG (imunoglobulina humana intravenosa)
The proposed mechanisms of **IVIG** are that it inhibits antibody neutralization in newborns with ABO-HDN, therefore lowering the risk.	Foi proposto que a **IVIG** bloqueia o receptor Fc e, portanto, bloqueia a ligação do anticorpo ao antígeno.

jaundice	icterícia
Hemolytic disease of the fetus and newborn should be included in the differential diagnosis of infants with early, severe, or prolonged **jaundice** and anemia.	Na vida neonatal, os tratamentos que o RN deve ser submetido é a plasmaferese e fototerapia a depender do grau de **icterícia**.

Kell blood group	grupo sanguíneo Kell
The KEL gene is highly polymorphic, with different alleles at this locus encoding the 25 antigens that define the **Kell blood group**.	O sistema do **grupo sanguíneo Kell** é complexo, onde o locus Kell é altamente polimórfico e dá origem a muitos antígenos Kell.

kernicterus	kernicterus
Kernicterus is a type of brain damage that can result from high levels of bilirubin in a baby's blood. It can cause athetoid cerebral palsy and hearing loss.	As sequelas crônicas da toxicidade da bilirrubina são conhecidas como **kernicterus**.

MHC (major histocompatibility complex)	MHC (complexo principal de histocompatibilidade)
*This receptor, known as T cell receptor (TCR), binds to the **major histocompatibility complex (MHC)**, a complex expressed by antigen-presenting cells, in which the antigen is presented in the form of peptides.*	O processo de seleção positiva baseia-se em critérios de utilidade, com base na avidez de ligação do TCR com o **complexo de MHC** (restrição pelo MHC).

pathogenesis	patogênese
*The coincidence of peripheral nerve abnormalities with the appearance of anti-B19 IgG is also consistent with an immune mediated **pathogenesis**.*	Sua **patogênese** é multifatorial, envolvendo desde tempo de exposição aos níveis de bilirrubina, até características individuais de cada recém-nascido (RN).

phenotype	fenótipo
*The father's **phenotype** should be established to help estimate the chance of a newborn bearing the appropriate red cell antigen.*	Indivíduos com esse **fenótipo**, apesar de apresentarem **fenótipo** semelhante ao tipo "O", possuem anticorpo anti-H reativo a 37°C.

phototherapy	fototerapia
***Phototherapy** is the first-line treatment method and has been the treatment of choice for more than 30 years due to fewer side effects and its efficacy in treating preterm infants.*	Esse método independe da cor da pele do RN, da idade gestacional ou da exposição prévia à **fototerapia**.

plasmapheresis	plasmaférese
***Plasmapheresis** aims to decrease the maternal titer by direct plasma replacement and physical removal of antibody.*	O tratamento mais eficaz consiste na **plasmaférese**, que deve ser realizada nas primeiras horas após a suspeição diagnóstica, pois seu início precoce está associado à redução de mortalidade.

proteinuria	proteinúria
However, there are some physiologic conditions (e.g: exercise, fever) that can lead to **proteinuria**.	A maioria das gestantes, 60,8% (n-203), não teve **proteinúria** detectada ou era menor que 0,3g./24h.
RA (Rheumatoid Arthritis)	AR (Artrite Reumatóide)
The detection of autoantibodies can be assessed in systemic autoimmune diseases like SLE and **rheumatoid arthritis (RA)**.	A prevalência da **AR** é estimada em 0,5%-1% da população, com predomínio em mulheres e maior incidência na faixa etária de 30-50 anos.
RBC (red blood cell)	glóbulos vermelhos / hemácias
Therefore, the presence of both D antigens and anti-D antibodies in the same person can lead to **RBC** agglutination and hemolysis, which is the basis of Rh incompatibility.	No entanto, para a prevenção e tratamento da hidropsia fetal, a transfusão intrauterina (TIU) de **hemácias** é indicada a anemia fetal secundária á aloimunização.
RF (rheumatoid factor)	FR (fator reumatóide)
Contrary to what the name suggests, **rheumatoid factors (RF)** are found not only in rheumatoid arthritis (RA) but in a wide range of pathologies including other autoimmune and non-autoimmune diseases.	Do mesmo modo, pacientes com artrite reumatoide apresentam no soro o **fator reumatóide**, que é um autoanticorpo (IgM) que se liga à porção Fc de IgG normal.
RhD (rhesus disease)	Rh (D) (doença de Rhesus)
Antibodies to **RhD** (anti-D) are only present in **RhD** negative individuals who have been transfused with **RhD** positive red cells or in **RhD** negative women who have been pregnant with an **RhD** positive baby.	Estes problemas podem ser agravados em países onde a prevalência do fenótipo **RhD** negativo é baixa e, portanto, o ônus da doença não é considerado elevado.
Rh factor	fator Rh
The mother and fetus incompatibility due to **Rh-factor**, blood group or other blood factors can lead to hemolytic disease of the fetus and newborn (HDN).	Desde o desenvolvimento da imunoglobulina **anti-Rh**, a obstetrícia passou a contar com um método eficaz para a prevenção da isoimunização pelo fator Rh.

Rh negative	Rh negativo
A person who has type B, Rh-positive blood is called B positive, whereas a person with type B, **Rh-negative** blood is B negative.	Quanto à transfusão intrauterina, baseia-se na infusão de eritrócitos **Rh negativos** através da veia umbilical do feto, para elevar o nível de hematócrito fetal.
Rh positive	**Rh positivo**
If you have **Rh-positive** blood, you can get Rh-positive or Rh-negative red blood cell transfusions.	Se o bebê é **Rh positivo**, são administradas 300µg de imunoglobulina Rh á mãe no período de 72 horas após o parto.
sensitization	**sensibilização**
A direct coombs detects antigen antibody complexes on red blood cell membranes in vivo and in red blood cell **sensitization**.	A mãe é exposta ao maior volume de sangue do feto durante o parto, ocasião na qual a maior parte da **sensibilização** ao Rh ocorre.
sickle cell disease	**anemia falciforme**
Sickle cell disease is caused by a gene that affects how red blood cells develop.	A variabilidade clínica da **anemia falciforme** é resultado da combinação de fatores hereditários e ambientais
spherocytosis	**esferocitose**
Hereditary **spherocytosis** detected in adolescence or adulthood is usually mild and can be confirmed by other tests or family studies.	O grau de severidade da anemia **esferocitose** hereditária é muito variável, sendo relacionado ao tipo de mutação que acomete o indivíduo.
thrombocytopenia	**trombocitopenia**
Thrombocytopenia commonly accompanies exchange transfusions	Apesar de ser a causa mais frequente de **trombocitopenia** grave em fetos e neonatos e a causa mais comum de HIC em recém-nascidos, é subdiagnosticada na prática clínica de rotina.

unconjugated hyperbilirubinemia

*In newborns, **unconjugated hyperbilirubinemia** is very common, and increased bilirubin (unconjugated) levels can cause life-threatening kernicterus.*

umbilical cord

*If a woman presents in the emergency department for delivery without any prior prenatal investigations, then blood samples are taken from the **umbilical cord** of the infant for blood grouping and Rh typing, hematocrit, and hemoglobin level measurement and serum bilirubin analysis.*

hiperbilirrubinemia não conjugada

O aumento da **bilirrubina não conjugada** e a detecção da diminuição da hemoglobina no hemograma sugere hemólise.

cordão umbilical

É feita via **cordão umbilical**, com a infusão do volume de sangue necessário para aumentar o nível de hemoglobina.

OS TRADUTORES

Alessandra Lopes Moreira Manarin

Bacharel em Letras - Tradução e Interpretação (FMU). Descobriu a paixão pelo inglês na adolescência, curiosa para entender letras de músicas e filmes. Desde criança tem um interesse especial pela área da saúde. Concluiu recentemente o curso livre de Tradução Médica do TRADUSA, e pretende se especializar para trabalhar com o que ama: a tradução na área médica.

Sátia Marini

Tradutora EN-PT, graduada e mestre em Estudos da Tradução, e doutora em Linguística Aplicada pela Universidade de Brasília. Líder e coordenadora de terminologia para elaboração de diversos glossários no Ministério da Saúde. Experiente na tradução e revisão de textos científicos para empresas, editoras, faculdades EaD etc. Elaboro materiais didáticos e instruo alunos EaD em Terminologia e Tradução.

Susana Carrilho

Portuguesa, tradutora EN/FR/ES>PT-PT. Estuda Línguas, Literatura e Tradução em Lisboa e Comércio Internacional em Grenoble, França. Começa a sua carreira como tradutora em Amesterdão, em 2003. Em 2011, passa a assumir funções de gestão em empresas de tradução nacionais e internacionais, entre a gestão de projetos e a gestão de fornecedores. Manteve sempre a atividade de tradutora em paralelo.

Claudia Doppler

Pós-graduada em Tradução-EN, também trabalha com Controle de Qualidade Linguística de Audiolivros. Possui livro traduzido e publicado pela Editora Clock Tower, "O Rei de Amarelo", além da participação em mais dois livros da mesma Editora, "Mundo Sombrio" e "O Mundo fantástico de H.P. Lovecraft". Verteu a obra "O Último Ruivo", de Clayton de La Vie, que foi publicada sob o título "The Last Redhead".

Catalina Estrada

Tradutora de inglês, português e espanhol. Natural da Argentina, mora no Brasil desde 2011. Atua na área de línguas há mais de 15 anos. Com domínio profissional dos três idiomas, traduz diversos tipos de materiais de empresas e de organizações do terceiro setor, em temas da área de marketing e recursos humanos, ciências sociais, direitos humanos, educação, saúde e textos acadêmicos.

Raquel Rodrigues Peres

Bióloga, mestre e doutora em Ciências da Saúde, possui mais de 20 anos de experiência na área de pesquisa, com ênfase em Oncologia e Genética. Também concluiu dois pós-doutorados em Ciências da Saúde com estágios de pesquisa no exterior. Brasileira, hoje mora e estuda no Canadá com o intuito de aprimorar suas habilidades em escrita médica, científica e de tradução em inglês, francês e português.

Mônica Silva Carneiro

Tradutora EN<>Pt-Br, graduada em Medicina Veterinária, mestre em Medicina Veterinária Preventiva, especialista em Tradução em inglês. Mentora acadêmica. Revisora textual acadêmica para a área de ciências da saúde. Redatora na área médica com ênfase em textos científicos para pesquisadores, universidades, faculdades e editoras. Elabora materiais instrucionais para pacientes (cartilhas, folders).

Marcelo Porto

Tradutor EN<>PT-BR, atua na pesquisa clínica desde 2013, com experiência na América Latina, Moçambique, EUA e Europa, em estudos regulados pela Anvisa, FDA e EMA, que lhe proporcionou domínio da terminologia. Auditou laboratórios clínicos, monitorou estudos e audita boas práticas clínicas. Atuou em projeto da USAID até 2024, apoiando ministérios da saúde na sua resposta à emergência da Covid-19.

Josiane Gonzalez da Silva Chaves

Formada em enfermagem e pedagogia, possui pós-graduação em Centro Cirúrgico pela Universidade Estadual de Londrina. Realizou cursos de idiomas no Brasil e exterior (EUA). Atuou como tradutora e intérprete na Justiça Federal e como tradutora na Semana Nacional da Vida. Realizou o curso Tradução na área médica do TRADUSA em 2021-2022. Trabalha no ensino da língua inglesa desde 2010.

ÍNDICE REMISSIVO

A

abaulamento esporádico do miométrio: 83
abertura à experiência: 62
abnormal uterine bleeding: 68, 76
abnormal uterine bleeding (AUB): 68, 76
ABO incompatibility: 110, 113
aborto séptico: 74
aconselhamento genético: 102
Acoustic Radiation Force Impulse Imaging - ARFI: 76
acute psychosis: 16
adenomiose difusa: 77
adenomiose focal: 79
adesivo anticoncepcional: 68
adverse effects: 68
agglutination: 110, 115, 117
aglutinação: 110, 115
agonistas dopaminérgicos: 31, 32, 35, 125
agonistas dopaminérgicos ergolínicos: 32
agonistas dopaminérgicos não ergolínicos: 35
agreeableness: 40, 52, 53
AHAI (anemia hemolítica autoimune): 110
AHIM (anemia hemolítica induzida por medicamento): 112
AIHA (autoimmune hemolytic anemia): 110
alloantibodies: 110
alloimmunization: 110, 113
aloanticorpos: 110
aloimunização: 110, 117
alterações genéticas: 102
alucinação verbal auditiva (AVA): 52
amabilidade: 40, 52
amenorreia: 68
amenorrhea: 68
amniocentese: 111

amniocentesis: 111
análise dos cromossomos: 100
análise genética: 102
anel vaginal: 74
anemia falciforme: 118
aneuploidia: 86
aneuploidy: 86
ansiedade: 16, 26, 40, 43, 44, 49, 55, 58, 59, 60, 61, 65
anticoncepcionais hormonais combinados: 69
anticoncepcionais injetáveis: 71
anticoncepcionais orais combinados: 69
anticoncepcional: 68, 69, 125, 126
antigenicidade: 111
antigenicity: 111
antiglobulin: 111
antiglobulina: 111
antipsicótico atípico: 17
anti-social personality: 16
antisocial personality disorder (ASPD): 52
anxiety: 16, 22, 24, 40, 43, 44, 46, 55, 58, 59
AOCs/COCs: 68
apathy: 16
apatia: 16
apoptose: 98, 99, 102
apoptose celular: 99
apoptosis: 98, 99, 100
AR (artrite reumatóide): 117
áreas císticas: 77, 79
assisted reproduction techniques: 86
asymmetrical thickening: 76
attenuated psychosis syndrome: 16
atypical antipsychotic medication: 17
auditory verbal hallucination (AVH): 52
autoantibodies: 111, 113, 117
autoanticorpos: 111
avoidant personality disorder (AVPD): 53
azoospermia: 86, 95

B

baixa resposta ovariana: 93
barrier methods: 68
basal ganglia: 28, 37
basalis layer: 76
big 5 personality traits: 53
binding (the binding of antibodies to cell surfaces): 111
bingeing and purging: 53
bipolar disorder: 17, 25, 53, 57
blastocisto: 86, 88
blastocyst: 86, 88
bleeding patterns: 68
borderline personality disorder: 17, 54
borderline personality disorder (BPD): 54
bradicinesia: 28, 33, 34
bradykinesia: 28, 34
BRCA1 and BRCA2 genes: 98
BRCA1 and BRCA2 mutation: 98, 104, 106
breast cancer: 98, 101, 105
breast carcinoma: 98, 100
brief psychotic disorder: 17, 54, 64

C

camada basal: 76
canal cervical: 87, 89
cancer cells: 98
câncer de mama: 6, 97, 98, 100, 101, 106, 99, 103, 105, 107
câncer de ovário: 106
câncer do endométrio: 101
câncer ginecológico: 104
características sonográficas: 83
carbidopa: 28, 30, 33, 127
carbidopa/levodopa: 28
carbidopa-levodopa: 28
carcinogênese: 99
carcinogenesis: 99
carcinoma de mama: 98
carcinoma de ovário: 106
catalepsia: 18
catalepsy: 18

catatonia: 18
catatonic schizophrenia: 18, 25
catatonic stupor: 18
cavidade uterina: 83, 87, 89, 95
CE: 70
cell apoptosis: 99, 100
cell cycle: 99, 102
cell death: 99
cell differentiation: 99, 100
cell division: 100
cell growth: 99, 100, 107
cell lines: 100
cell proliferation: 100
células cancerosas: 98
células de Sertoli: 94, 106
células-tronco: 88, 95
células-tronco embrionárias: 88
cerebellar cortex: 28
cerebellum: 29
cerebelo: 29
cerebral cortex: 29
cervical canal: 87
chantagem emocional: 57
chromosome analysis: 100
ciclo celular: 99
ciclo menstrual: 69, 70, 72, 73, 84, 92
ciclotimia: 55
circumferential vascularity: 76
cistos: 77, 78, 81, 83
cistos miometriais: 81, 83
citrato de clomifeno: 87
clomiphene citrate: 87
cluster A personality disorders: 54
cluster B personality disorders: 54
cluster C personality disorders: 55
COCs: 68, 126, 128
cognitive dysfunction: 29
cognitive functions: 29
cognitive impairment: 19, 30, 42
cognitive-behavioral therapy (CBT): 55
coleta de óvulos: 87
combined hormonal contraceptives: 69
combined oral contraceptives: 69

compulsão alimentar e purgação: 53
COMT: 30, 34
COMT inhibitors: 30, 34
concordância entre examinadores: 80
condom: 68, 69, 70
congelamento da marcha: 32
contracepção: 6, 67, 69, 70, 71, 72, 73, 129
contracepção de emergência: 70
contracepção pós-parto: 73
contracepção reversível de longa duração: 72
contraception: 68, 69, 70, 72, 73
contraceptive: 68, 69, 70, 71, 73, 74, 128, 129
contraceptive methods: 69, 74
contraceptive patch: 68
Coombs test: 111
cordão umbilical: 119
corpo estriado: 30, 31
corpos de Lewy: 33
corpus striatum: 30
córtex cerebelar: 28
córtex cerebral: 29
córtex frontal: 32
córtex pré-frontal: 36
Cowden syndrome: 101
crescimento celular: 100, 102
criopreservação: 87
cryopreservation: 87
Cu-IUD: 69
cyclothymia: 55
cystic areas: 77, 79
cysts: 77, 81

D

deceitfulness: 55
declínio cognitivo: 30
deep brain stimulation: 30
deeply infiltrating endometriosis: 77
degeneração dos neurônios dopaminérgicos: 31
delírio: 17, 19, 20, 22, 23, 54, 56, 63, 64
delusion: 17, 19, 21, 23, 24, 54, 56, 62, 63, 64, 66
delusional disorder: 19, 56, 62, 64, 66
demência: 19, 26, 42
demência vascular: 26
dementia: 19, 26
dependent personality disorder: 20, 55, 56
Dependent Personality Disorder (DPD): 55, 56
depressão psicótica: 63
dermoid plug: 77
desenvolvimento embrionário: 88
desonestidade: 55
DHRN (doença hemolítica do recém-nascido) / DHPN (doença hemolítica perinatal): 113
Diagnostic and Statistical Manual of Mental Disorders (DSM): 56
Dialectical-Behavioral Therapy (DBT): 56
diferenciação celular: 99
diffuse adenomyosis: 77, 79
DIIHA (Drug induced immune hemolytic anemia): 112
direct features: 77, 80
disabling symptoms: 78
discinesia: 32, 33, 37
disfunção cognitiva: 19, 29
dismenorreia: 69
disorganized schizophrenia: 20
dispositivo intrauterino: 71
distimia: 20, 44, 57
distonia: 29, 32
distúrbios menstruais: 72
DIU: 69, 71
DIU com cobre: 69
divisão celular: 100, 102
DNA germinativo: 104
doença de Parkinson: 6, 27, 28, 30, 31, 33, 34, 36, 37, 29, 35
doença neurodegenerativa: 28, 34, 36
doença neurológica: 34
dopamina: 28, 30, 31, 32, 33, 34, 37

dopamine: 23, 28, 29, 30, 31, 32, 33, 35, 36, 37, 131
dopamine agonists: 31, 32, 33, 35
dopaminergic degeneration: 31, 33
dopaminergic drugs: 31
dopaminergic neurons: 31, 33
doxorrubicina: 101
doxorubicin: 101
dyskinesia: 28, 32, 34
dysmenorrhea: 69
dysthymia: 20, 44, 57
dystonia: 28, 32

E

Early Maladaptive Schemas (EMS): 57
EC: 70
ectopic endometrium: 78
ectopic pregnancy: 70, 87
efeitos adversos: 68
egg collection: 87
elastografia de onda de cisalhamento bidimensional quantitativa: 82
embrião congelado: 89
embryo quality: 88, 91
embryo transfer: 87, 88, 89, 90
embryonic devolpment: 88
embryonic stem cells: 88
emergency contraception: 70
emotional blackmail: 57
endometrial cancer: 100, 101, 105
endometrial glands: 78
endometrial receptivity: 88
endometrial stroma: 76, 78, 79, 81
endométrio ectópico: 78
endometriose profunda infiltrativa: 77
episódio psicótico: 24
ergoline dopamine agonists: 32, 35
eritema infeccioso: 112
eritroblastose: 112
eritrócitos: 112, 118
erythema infectiosum: 112
erythroblastosis: 112
erythrocytes: 112

esferocitose: 118
espectro da esquizofrenia e outros transtornos psicóticos: 64
esperma: 86, 89, 91, 94, 95
espermatogênese: 95
espessamento assimétrico: 76, 80
Esquemas Iniciais Desaptativos (EID): 57
esquizofrenia catatónica: 18
esquizofrenia desorganizada: 20
esquizofrenia hebefrénica: 20
esquizofrenia indiferenciada: 26
esquizofrenia paranóide: 23
esquizofrenia residual: 25
estimulação ovariana: 93
estimulação profunda do cérebro: 30
estradiol: 92
estrias hipoecogênicas: 80
estrogen: 70, 73
estrogênio: 70, 89, 105
estroma endometrial: 78, 81
estruturas ecogênicas, flutuantes e esféricas: 78
estupor: 18, 25
estupor catatónico: 18
etonogestrel implant: 70
euthymia: 57
eutimia: 57
Exposição e Prevenção de Resposta (EPR): 58
Exposure and Response Prevention (ERP): 58
expressão de receptores hormonais: 105
extraversion (or extroversion): 58
extroversão: 58

F

fallopian tube: 87, 89
fan-shaped shadowing: 78, 80
farmacocinética: 106
fase lútea: 72, 92, 93
fator Rh: 117
fenótipo: 105, 112, 116, 117
fertilidade: 70, 72, 73, 76, 89, 91, 93
fertility: 70, 72, 73, 76, 79, 89, 91, 93, 95
fertility preservation: 89
fertilização: 6, 85, 89, 90, 94, 87, 91, 93, 95
fertilization: 86, 89, 90, 95
fibroids: 78
fibromas: 78
FIV: 87, 93, 94
floating echogenic spherical structures: 78
flutuações motoras: 33, 34
focal adenomyosis: 79
folículo: 89
follicle: 89, 90, 91
força de radiação acústica impulsiva: 76
fototerapia: 65, 115, 116
FR (fator reumatóide): 117
freezing of gait: 32
frontal cortex: 32, 36
frozen embryo: 87, 89
FSH: 90
funções cognitivas: 26, 29

G

gametas: 90, 91, 92
gamete intrafallopian transfers: 90
gametes: 86, 90
gânglios basais: 28, 29
gene expression profile: 101
gene mutations: 101
Generalized Anxiety Disorder (GAD): 58
genes BRCA1 e BRCA2: 98
genes supressores de tumores: 107
genetic alterations: 102

genetic analysis: 102
genetic counseling: 102
genetic instability: 102
genetic mutations: 103
genetic predisposition: 103
genetic susceptibility: 103
genetic syndromes: 103
genetic testing: 102, 103
genetic variants: 103
germline DNA: 104
germline mutations: 104
glândulas endometriais: 76, 78, 79
globo pálido: 33, 37
globular uterus: 79, 80
glóbulos vermelhos / hemácias: 117
globus pallidus: 31, 33
GnRH: 90
gonadotrofina: 90
gonadotrophin: 90, 92
gráfico pictórico de avaliação do sangramento (PBAC): 82
gravidez ectópica: 70, 87, 88
gravidez indesejada: 74
grupo sanguíneo Kell: 115
gynecologic cancer: 104

H

halo subendometrial hipoecogênico: 80
HCG: 91, 93
HDN (hemolytic disease of the newborn): 113
hebephrenic schizophrenia: 20
hemácias: 110, 111, 114, 117, 134, 134
hemólise: 112, 119
hemolítico: 113
hemolysis: 110, 111, 112, 114, 117
hemolytic: 110, 112, 113, 115, 117, 125, 130, 134, 134
hereditary breast ovarian cancer syndrome: 104
hereditary cancer risk: 104
heterogeneidade do tumor: 107
hidropsia fetal: 113, 117
hiperbilirrubinemia: 113, 119
hiperbilirrubinemia não conjugada: 119

hiperecoico: 79
hipersensibilidade: 54, 113
hipocinesia: 33
histeria: 21
histologia: 79
histology: 79
histrionic personality disorder: 21, 54, 59
Histrionic Personality Disorder (HPD): 59
hoarding disorder: 59
hormonal methods: 70
hormone receptor expression: 105
hormone replacement therapy: 70
hydrops fetalis: 112, 113
hyperbilirubinemia: 113, 119
hyperechogenic buds: 79
hyperechogenic dots: 79
hyperechogenic islands: 79
hyperechoic: 79
hypersensitivity: 113, 114
hypoechogenic stripes: 80, 81
hypoechogenic subendometrial halo: 80
hypokinesia: 33
hysteria: 21

I

ICSI: 90, 91, 94, 95
icterícia: 115
ideação paranóide: 22
ideação suicida: 26
IgA: 114, 115
IgG: 110, 114, 116, 117
IgM: 114
ilhas hiperecogênicas: 79
ilness anxiety disorder: 59
immune reaction: 114
immunoagglutination: 115
immunoglobulin: 110, 115, 136
implant insertion: 71
implantation rate: 91, 92
implante de etonogestrel: 70
imunoaglutinação: 115

imunoglobulina: 110, 114, 115, 117, 118, 136, 136
imunoglobulina A:114
imunoglobulina G: 114
imunoglobulina M: 114
incompatibilidade ABO: 110
indirect features: 77, 80
infertilidade: 76, 91, 93
infertility: 76, 79, 91, 93, 95
inherited cancer predisposition syndrome: 105
inibidores da COMT: 30, 34
inibidores de MAO tipo B: 33
injeção intracitoplasmática de espermatozoide: 91
injectable contraceptives: 71
inserção de implante: 71
instabilidade genética: 102
instabilidade postural: 29, 36
Intermitent Explosive Disorder (IED): 59
inter-rater agreement: 80
interrupted junctional zone: 80
intracytoplasmic sperm injection: 91
intrauterine device: 71
irregular junctional zone: 80
IUD: 71
IVF: 89, 91, 92
IVIG (imunoglobulina humana intravenosa): 115
IVIG (intravenous immunoglobulin): 115

J

jaundice: 115
junctional zone: 80, 81, 83, 136

K

Kell blood group: 115
kernicterus: 116, 119

L

LARC: 71
LARC/CRLD: 71

lesão miometrial: 80, 81
letargia: 21
lethargy: 21
levodopa: 28, 29, 30, 31, 32, 33, 34, 35, 36, 37, 127, 137
levonorgestrel-releasing intrauterine system: 71
Lewy bodies: 29, 33
Li-Fraumeni syndrome: 105
ligação: 111, 115, 116
linhagens celulares: 100
linhas subendometriais: 81, 83
LNG-IUS: 71
long-acting reversible contraception: 72
luteal phase: 72, 92, 94
Lynch syndrome: 105

M

Major Depressive Disorder (MDD): 60
Maladaptative thought: 60
Manual Diagnóstico e Estatístico de Transtornos Mentais (DSM): 56
MAO-B inhibitors: 33
marcadores diretos: 77
marcadores indiretos: 80
marcha parkinsoniana: 35
margem da lesão: 82
medicamentos dopaminérgicos: 31
medicina reprodutiva: 94
menopausa: 70, 72, 105
menopause: 70, 72
menstrual cycle: 72, 92
menstrual disorders: 72
mesencéfalo: 34
métodos contraceptivos: 69
métodos de barreira: 68
métodos hormonais: 70
MHC (complexo principal de histocompatibilidade): 116
MHC (major histocompatibility complex): 116
midbrain: 34, 37
miométrio: 76, 77, 78, 79, 80, 81, 83, 84, 125, 137
morning-after pills: 72
morte celular: 99
motilidade dos espermatozóides: 94, 95

motor fluctuations: 30, 34
motor symptom: 28, 34, 35
múltiplos leiomimas uterinos: 82
muscular rigidity: 34
mutações em BRCA1 e BRCA2: 98
mutações genéticas: 99, 103
mutações germinativas: 98, 104
mutações no gene: 101
mutation carriers: 105
myometrial cysts: 81
myometrial lesion: 80, 81
myometrium: 76, 77, 78, 79, 80, 81, 82, 83

N

não tremor dominante: 35, 38
narcissistic personality disorder: 21, 54, 55
Narcissistic Personality Disorder (NPD): 60
natural family planning: 72
neurodegenerative disorder: 34
neurolépticos: 22
neuroleptics: 22
neurological disorder: 34
neurônios dopaminérgicos: 31, 130, 138
neurose: 22
neurosis: 21, 22
Neuroticism: 40, 45, 53, 61
Neuroticismo: 61
nódulo dermoide: 77
nódulos hiperecogênicos: 79
nódulos subendometriais: 83
non-ergoline dopamine agonists: 35
non-motor symptoms: 35
non-tremor dominant: 35

O

Obsesive-Compulsive Disorder (OCD): 61
Obsesive-Compulsive Personality Disorder (OCPD): 22, 55, 61
occupational therapy: 29
oestradiol: 92

oncogene: 106
oocyte retrieval: 92
opennes to experience: 62
ovarian cancer: 102, 102, 103, 104, 105, 106, 107, 134, 139
ovarian carcinoma: 100, 106
ovarian hyperstimulation syndrome: 93
ovarian stimulation: 93
ovulação: 72, 87, 91
ovulation: 72, 93

P

padrões de sangramento: 68
parafilia: 23
parafrenia: 62
paranoia: 22, 62
paranóia: 22
paranoid ideation: 22
paranoid personality disorder: 23, 62
Paranoid Personality Disorder (PPD): 23, 62, 139
paranoid schizophrenia: 23
paraphilia: 23
paraphrenia: 62, 64
parkinsonian gait: 35
Parkinson's disease: 28, 29, 30, 31, 33, 34, 35, 36, 37, 38
Passive-Agressive Personality Disorder (PAPD): 63
pathogenesis: 116
patogênese: 116
pattern recognition: 81
pensamento desadaptativo: 60
perfenazina: 23
perfil de expressão gênica: 101
peristalse uterina: 84
perpendicular vessels: 81
perphenazine: 23
perturbação de personalidade histriónica: 21
Peutz-Jeghers syndrome: 106
pharmacokinetics: 106
phenotype: 116
phototherapy: 113, 116
pictorial blood loss assessment chart (PBAC): 82
pill: 36, 140
pill-rolling: 36

pill-rolling tremor: 36
pílula: 72, 73, 140
pílulas de progestagênio: 73
pílulas do dia seguinte: 72
planejamento familiar natural: 72
planejamento familiar pós-parto: 73
planejamento reprodutivo: 73
plasmaférese: 116
plasmapheresis: 116
polycystic ovary syndrome: 93
polyfibromatous uteruses: 82
pontos hiperecogênicos: 79
poor responders: 92, 93
portadores de mutação: 105
postpartum contraception: 73
postpartum family planning: 73
Post-traumatic stress disorder (PTSD): 23, 48, 63
postural instability: 36
postural tremor: 36
predisposição genética: 103
prefrontal cortex: 36
pregnancy rates: 93
premenstrual syndrome (PMS): 73
preservação da fertilidade: 89
preservativo: 68, 69
progesterona: 89, 92, 93, 94, 105
progesterone: 89, 93, 94
progestin-only pills: 73
progressão tumoral: 107
proliferação celular: 100
proteinuria: 117
proteinúria: 117
proto-oncogene: 106
psicalgia: 24
psicose: 16, 24, 25, 66
Psicose compartilhada: 66
psychalgia: 24
psychosis: 16, 22, 24, 30, 54, 65, 125, 126, 140
psycho-social stress: 24
psychotic depression: 63
psychotic disorder: 17, 24, 54, 56, 62, 64, 66, 127, 140
psychotic phase: 24
psychotic symptom: 17, 24, 54, 64

Q

qualidade dos embriões: 88
question mark sign: 82

R

RA (Rheumatoid Arthritis): 117
rastreamento de pontos: 83
RBC (red blood cell): 117
reação imune: 114
receptividade endometrial: 84, 88, 93
reconhecimento de padrões: 81
recuperação de oócitos: 92
red blood cell: 111, 112, 113, 117, 118, 141, 141
reproductive health: 73
reproductive medicine: 94
reproductive planning: 73
Residual Schizophrenia: 25
resting tremor: 37
retorno da fertilidade: 73
return to fertility: 73
RF (rheumatoid factor): 117
Rh (D) (doença de Rhesus): 117
Rh factor: 117
Rh negative: 118
Rh negativo: 118
Rh positive: 118
Rh positivo: 118
RhD (rhesus disease): 117
rigidez muscular: 28, 34, 36
rim of the lesion: 82
risco de câncer hereditário: 104
risco de gravidez: 74
risk of pregnancy: 74

S

sangramento uterino anormal (SUA): 68, 76
saúde reprodutiva: 73
schizoaffective disorder (SAD): 25, 62, 64

Schizoid Personality Disorder (SPD): 64
Schizophrenia spectrum and other psychotic disorders: 64
schizophrenic episode: 25
Schizophreniform disorder: 64, 65
schizotypal personality disorder (STPD): 20, 25, 65
Seasonal Affective Disorder (SAD): 65
semen: 25, 92, 94
sêmen: 94
seminiferous tubules: 94
sensibilização: 118
sensitization: 110, 118
septic abortion: 74
Sertoli cells: 94
Shared psychotic disorder: 64, 66
shear wave elastography (SWE): 82
sickle cell disease: 118
sinal de interrogação: 82
síndrome de Cowden: 101
síndrome de hiperestimulação ovariana: 93
síndrome de Li-Fraumeni: 105
síndrome de Lynch: 105
síndrome de Peutz-Jeghers: 106
síndrome de predisposição hereditária a câncer: 105
síndrome de psicose atenuada: 16
síndrome dos ovários policísticos: 93
síndrome genética: 103
síndrome hereditária de cânceres de mama e ovário: 104
síndrome pré-menstrual (SPM): 73
sintoma motor: 34
sintomas da abstinência: 26
sintomas incapacitantes: 78
sintomas não motores: 35
sintomas psicóticos: 17, 24
sistema intrauterino liberador de levonorgestrel: 71
SIU-LNG: 71
Somatic symptom disorder (SSD): 66
sombreamento em forma de leque: 78, 80
sonographic features: 83
speckle tracking: 83
sperm: 86, 89, 91, 94, 95, 104, 126, 132, 136, 136, 137, 142
sperm motility: 95
spermatogenesis: 94, 95
spherocytosis: 118

sporadic bulging of the myometrium: 83
stem cells: 88, 95, 131, 143
stress pós-traumático: 23
stress psicossocial: 24
stupor: 18, 25, 128, 132, 143
subendometrial buds: 83
subendometrial lines: 81, 83
substância negra: 31, 34, 37
substantia nigra: 30, 31, 33, 34, 37
suicidal ideation: 26
surto esquizofrénico: 25
susceptibilidade genética: 103

T

talamotomia: 37
taxas de gravidez: 91, 93
taxas de implantação: 91, 95
técnicas de reprodução assistida: 86
Terapia Cognitivo-Comportamental (TCC): 55
Terapia Comportamental Dialética (DBT): 56
terapia de reposição hormonal: 70
terapia ocupacional: 29
teste de Coombs: 111, 115
teste genético: 103
thalamotomy: 37
thrombocytopenia: 118
Traços de personalidade Big 5: 53
transferência de embriões: 87, 88
transferência intrafalopiana de gametas: 90
translesional vascularity: 78, 80, 81, 83
Transtorno Afetivo Sazonal (TAS): 65
transtorno bipolar: 17, 52, 53, 55, 65
Transtorno de acumulação compulsiva: 59
Transtorno de Ansiedade Generalizada (TAG): 58
Transtorno de Estresse Pós-Traumático (TSPT): 48, 63
Transtorno de Personalidade Antissocial (TPAS): 16, 52
Transtorno de personalidade borderline (TPB): 54
Transtorno de Personalidade Dependente (TPD): 20, 56
Transtorno de Personalidade Esquiva (TPE): 53
Transtorno de Personalidade Esquizoide (TPE): 64
Transtorno de Personalidade Esquizotípica(o) (TPE): 25, 65

Transtorno de Personalidade Histriônica (TPH): 59
transtorno de personalidade limítrofe: 17
Transtorno de Personalidade Narcisista (TPN): 21, 60, 143
Transtorno de Personalidade Obsessivo-Compulsiva(o) (TPOC): 22, 61
Transtorno de Personalidade Paranoide (TPP): 62
Transtorno de Personalidade Passivo-Agressiva (TPPA): 63
Transtorno de sintomas somáticos (TSS): 66
Transtorno delirante: 19, 56, 143
Transtorno Depressivo Maior (TDM): 60
Transtorno esquizoafetivo (TE): 25, 64
Transtorno esquizofreniforme: 65
Transtorno Explosivo Intermitente (TEI): 59
Transtorno Obsessivo-Compulsivo (TOC): 22, 46, 61
transtorno psicótico: 16, 17, 24, 54, 144
transtorno psicótico agudo: 16
transtorno psicótico breve: 17, 54
Transtorno de ansiedade por doença: 59
Transtornos de personalidade do Cluster A: 54
Transtornos de personalidade do Cluster B: 54
Transtornos de personalidade do Cluster C: 55
treatment-resistant tremor: 37
tremor de repouso: 28, 37
tremor dominante: 35, 38, 138, 144
tremor postural: 36
tremor refratário ao tratamento: 37
tremor-dominant: 28, 35, 36, 38
trombocitopenia: 118
tubas uterinas: 87, 89
túbulos seminíferos: 94, 95
tumor heterogeneity: 107
tumor progression: 107
tumor supressor genes: 107
tumores de músculo liso de potencial maligno incerto (STUMPs): 84

U

umbilical cord: 119
unconjugated hyperbilirubinemia: 119
undifferentiated schizophrenia: 26
unintended pregnancy: 74
uterine cavity: 83, 95
uterine peristalsis: 84

uterine smooth muscle tumors of uncertain malignant potential (STUMPs): 84
útero globoso: 79, 80

V

vaginal ring: 74
variantes genéticas: 103, 104
vascular dementia: 26
vascularidade circunferencial: 76
vascularidade translesional: 78, 80, 81, 83
vasos perpendiculares: 81

W

withdrawal symptoms: 26

Z

zona juncional: 80, 81, 83, 145
zona juncional interrompida: 80
zona juncional irregular: 80
zona pellucida: 95
zona pelúcida: 95

TRADUSA

O TRADUSA é uma instituição dedicada ao aprimoramento profissional de tradutores e intérpretes na área médica. Promove encontros, oficinas e cursos de tradução médica.

https://tradusa.com.br/

Este livro foi composto em Minion Pro e impresso no Brasil por UmLivro, para a Editora Tacet Books.

São Paulo-SP. Agosto, 2024.

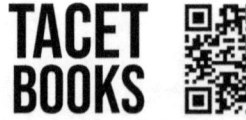

Visite nosso site e conheça nossos livros:
www.tacetbooks.com

www.ingramcontent.com/pod-product-compliance
Lightning Source LLC
LaVergne TN
LVHW040101080526
838202LV00045B/3734